H. Leimer, Ch. Peinbauer,
R. Sigl, D. Neuhauser,
M. Mandl (Hrsg.)

Standards der Intensivpflege

mit Grundstandards der
allgemeinen Pflege

Springer-Verlag Wien GmbH

DKP Helmut Leimer
Interne Intensivstation, Landeskrankenhaus Steyr, Österreich

DKP Christian Peinbauer
OA Dr. Rudolf Sigl
DKP Manfred Mandl
Operative Intensivstation, Krankenhaus der Barmherzigen Schwestern, Linz, Österreich

DKS Danusa Neuhauser
Direktion Krankenpflegeschule, Bad Ischl, Österreich

Das Werk ist urheberrechtlich geschützt.
Die dadurch begründeten Rechte, insbesondere die der Übersetzung, des Nachdruckes, der Entnahme von Abbildungen, der Funksendung, der Wiedergabe auf photomechanischem oder ähnlichem Wege und der Speicherung in Datenverarbeitungsanlagen, bleiben, auch bei nur auszugsweiser Verwertung, vorbehalten.

© 1998 Springer-Verlag Wien
Ursprünglich erschienen bei Springer-Verlag Wien New York 1998

Die Wiedergabe von Gebrauchsnamen, Handelsnamen, Warenbezeichnungen usw. in diesem Buch berechtigt auch ohne besondere Kennzeichnung nicht zu der Annahme, daß solche Namen im Sinne der Warenzeichen- und Markenschutz-Gesetzgebung als frei zu betrachten wären und daher von jedermann benutzt werden dürften.
Produkthaftung: Für Angaben über Dosierungsanweisungen und Applikationsformen kann vom Verlag keine Gewähr übernommen werden. Derartige Angaben müssen vom jeweiligen Anwender im Einzelfall anhand anderer Literaturstellen auf ihre Richtigkeit überprüft werden.

Datenkonvertierung: H. Hutz, A-1210 Wien

Graphisches Konzept: Ecke Bonk

Gedruckt auf säurefreiem, chlorfrei gebleichtem Papier – TCF

SPIN: 10630247

Mit 44 Abbildungen.

> Die Deutsche Bibliothek – CIP-Einheitsaufnahme
> **Standards der Intensivpflege** : mit Grundstandards der allgemeinen Pflege / H. Leimer ... (Hrsg.) – Wien ; New York : Springer, 1998
> ISBN 978-3-211-83004-8   ISBN 978-3-7091-6459-4 (eBook)
> DOI 10.1007/978-3-7091-6459-4

Geleitwort

Der medizinische und technische Fortschritt erweitert und spezialisiert die Aufgaben in der Pflege immer mehr. Diese Entwicklung fordert eine Verbesserung der Methoden in der Krankenpflege. Sinnvolle Änderungen sind ohne Anregungen, Verbreitung von Ideen, Vorschläge und Wissen über Zusammenhänge nicht möglich. Der Austausch von Informationen und Erkenntnissen innerhalb des Krankenpflegerberufes ist von außerordentlichem Wert.

Dies war auch einer meiner Beweggründe, den Arbeitskreis zu bilden, ein anderer der, daß ich wissen wollte, ob und wie in anderen Krankenhäusern „Pflegeplanung und Dokumentation" gehandhabt werden, und ob es möglich ist, auch auf Intensivstationen eine Dokumentation nach dem Pflegeprozeß zu führen. Es gab diesbezüglich rege Diskussionen. Den Beweis, daß es möglich ist, erbrachten Kolleginnen und Kollegen des Arbeitskreises. Uns wurde bewußt, daß konstruktive Änderungen in der Pflege primär nur durch engagierte und qualifizierte Pflegekräfte möglich sind.

An dieser Stelle danke ich allen, besonders Christian Peinbauer, welcher jederzeit für Probleme aller Art ein offenes Ohr hatte und diese in kompetenter und prompter Weise lösen konnte, sowie jenen, die im Arbeitskreis regelmäßig mitgewirkt und viele Stunden ihrer Freizeit geopfert haben, damit das nun vorliegende Werk zustande kommen konnte.

Danusa Neuhauser
Schuldirektorin
Vorsitzende der ARGE

Vorwort

Am Beginn unserer Arbeit existierte kein Werk zur Intensivpflege, welches sowohl in präziser als auch in praktischer Anwendbarkeit das Fachwissen zusammenfaßte. Pflegekräfte können sich nun mit Hilfe dieses Buches rasch informieren. Das schafft ihnen die Möglichkeit, die Pflege schneller, exakter, kompetenter und effektiver durchzuführen. Pflegestandards spielen aus ökonomischen und juridischen Gründen gerade in der heutigen Zeit eine wesentliche Rolle. Neuen Mitarbeitern sollte damit der Einstieg in die Intensivpflege erleichtert werden.

Wir hoffen durch unsere vorliegende Arbeit einen Beitrag zur Pflegequalitätsverbesserung und Berufszufriedenheit, speziell auf Intensivstationen, geleistet zu haben.

ARGE Intensivpflege Oberösterreich

Kurzbiographien der Herausgeber

Helmut Leimer
geb. 28. 1. 1967

1991	Diplom LKH Steyr
1991–1996	Interne Intensivstation Steyr
1996–1997	Sonderausbildung für Intensivpflege AKH Linz

Christian Peinbauer
geb. 21. 7. 1964

1986	Diplom KH der Barmherzigen Schwestern Linz
1987	Chirurgische Abteilung KH der Barmherzigen Schwestern Linz
1987–1988	Pulmologie-Abteilung Wilhelminenspital Wien
1989	Operative Intensivstation KH der Barmherzigen Schwestern Linz
1992–1993	Sonderausbildung für Intensivpflege AKH Linz
1996	Leitender Stationspfleger Operative Intensivstation
1997	Sonderausbildung für leitendes Pflegepersonal LKH Linz

OA Dr. Rudolf Sigl
geb. 26. 4. 1949

	Medizinstudium in Wien
	Ausbildung zum praktischen Arzt
	Ausbildung zum Facharzt für Anästhesie und Intensivmedizin
1983	Facharzt
1989	Operative Intensivstation KH der Barmherzigen Schwestern Linz

Manfred Mandl
geb. 14. 1. 1965

1988	Diplom KH der Barmherzigen Schwestern Linz
1988	Chirurgische Abteilung KH der Barmherzigen Schwestern Linz
1989	Operative Intensivstation KH der Barmherzigen Schwestern Linz
1994–1996	Psychotherapeutisches Propädeutikum

Danusa Neuhauser
geb. 1. 8. 1955

1974	Diplom für Kinder- und Säuglingspflege Mödling
1975	Diplom Allgemeine Krankenpflege Mödling
1992	Sonderausbildung für leitendes Pflegepersonal LKH Steyr
1986–1994	Intensivstation LKH Kirchdorf
1995	Direktorin der Krankenpflegeschule Bad Ischl
1996–1998	Ausbildung zur akademisch geprüften Lehrerin

Danksagung

Herzlichen Dank der „Fotogruppe":
Eva Schoissengeier	KH der Barmherzigen Schwestern Linz, Interne Intensivstation
Kurt Staudinger	LKH Gmundnerberg, Pflegedienstleitung
Manfred Mandl	KH der Barmherzigen Schwestern Linz

Herzlichen Dank für Korrektur und Ratschläge:

Univ.-Prof. Prim. Dr. Martin Aufschnaiter
    Leiter Chirurgische Abteilung, KH der Barmherzigen Schwestern Linz
Univ.-Prof. Prim. Dr. Kurt Lenz
    Leiter Interne Abteilung, KH der Barmherzigen Brüder Linz

Die Herausgeber bedanken sich weiters für die Unterstützung bei allen, die zur Entstehung des Buches einen Aspekt beigetragen haben ...

Leopold Auer	LKH Steyr
Margit Dantler	LKH Schärding
Martina Föchterle	LKH Steyr
Anton Gumbinger	Fa. KCI Mediscus
Manuela Haimberger	LKH Mauer-Öhling
Petra Pasterk	AKH Wien
Gertrude Plainer	LKH Vöcklabruck
Rebacca Pum	LKH Freistadt
Maria Radinger	LKH Rorbach
Mag. K. Ratzenböck	Amt der Oö. Landesregierung
Ingrid Rosenkranz	LKH Kirchdorf
Univ.-Prof. Prim. Dr. Bruno Schneeweis	LKH Kirchdorf
Marie Thalhammer	LKH Bad Ischl
Prim. Dr. Franz Thalhammer	LKH Bad Ischl
Michaela Wolfsgruber	LKH Vöcklabruck
Isabella Wunsch	LKH Vöcklabruck

Peter Hirhager	Fotograf
Andrea Meier	Grafiker
Alex Fasekasch	Kunststudent

Fa. Astra	Linz
Fa. Hali Büromöbel GmbH	Eferding
Fa. KCI Mediscus, Anti-Dekubitus-Systeme	Wien
Fa. Leavosan GmbH	Linz
Fa. Mayerhofer Pharmazeutika GmbH	Linz
Fa. Wozabal, Serilgut-Systeme GmbH & Co KG	Lenzing

... sowie den Pflegedienstleitungen der beteiligten Krankenhäuser

Herausgeber und Verlag sind ständig um Verbesserung und Weiterentwicklung des Werkes bemüht und würden sich daher freuen, wenn die Leser Anregungen, Kritiken und ähnliches direkt an die angeführte Adresse senden würden:

z. Hd. Peinbauer/Mandl
Operative Intensivstation KH der Barmherzigen Schwestern
Seilerstätte 4
A-4020 Linz

Inhaltsverzeichnis

Prophylaxen 1
   Dekubitus 3
   Intertrigo 5
   Kontrakturen 6
   Obstipation 8
   Parotitis 9
   Pneumonie 10
   Thrombose 12

Grundpflege 15
   Augenpflege 17
   Spezielle Augenpflege 19
      Augenprothesen 20
   Bartpflege / Rasur 21
   Ganzwäsche 23
   Haarpflege 25
   Hautpflege 27
   Intertrigo 28
   Intimpflege 29
      Intimpflege bei der Frau 30
      Intimpflege beim Mann 30
   Mundpflege 31
   Spezielle Mundpflege beim intubierten Patienten 33
   Mundpflege bei speziellen Problemen 35
   Nagelpflege 36
   Nasenpflege 38
   Nasenpflege bei liegendem Tubus/Magensonde 39
   Ohrenpflege 41

Pflegetechnik 43
   Kontinuierliche arterielle Druckmessung 45
   Beatmung 47
   Blasenkatheter 50
   Bronchoskopie 53
   Bülau-Drainage 55
   Darmeinlauf 59
   Dekubitus 61
   Drainagen 63
   Endotracheales Absaugen 65
   Gastroskopie 68
   Infusionen 70

Injektionen ... 72
    Subcutane Injektion ... 72
    Intracutane Injektion ... 72
    Intramuskuläre Injektion ... 73
    Intravenöse Injektion ... 74
Intubation ... 76
Elektrische Kardioversion ... 79
Kompressionssonde Ösophagus – Magen ... 81
    Entfernung und Entlastung der Sonde ... 83
Lagerungen ... 84
Magensonde ... 88
Magenspülung ... 90
Monitoring der Beatmung ... 92
Sondenernährung ... 94
Tracheostoma ... 96
Trachealkanülenwechsel ... 98
Tubuspflege ... 100
Venenkatheter zentral ... 101
    Verbandwechsel ... 101
    Systemwechsel ... 102
    Katheterentfernung ... 102
Verbandwechsel ... 104
ZVD-Messung ... 106

Punktionen ... 109
Arterienkatheter ... 111
Aszitespunktion ... 114
Epiduralkatheter ... 116
Knochenmarkbiopsie ... 119
Leberbiopsie ... 121
Lumbalpunktion ... 123
Nierenbiopsie ... 125
Pericardpunktion ... 127
Pleurapunktion ... 129
Suprapubischer Katheter ... 132
Venenkatheter ... 134
Venenverweilkanüle ... 136

Richtlinien ... 139
Atemtherapie ... 141
    Triflo® ... 141
    Flutter® ... 142
    Abklopfen des Thorax, Vibrationsmassage ... 144
    CliniJet® ... 144
    CPAP ... 146

Basale Stimulation 148
    Grundpflege 148
    Basalstimulierende Bobath-Wäsche 149
Bauchlagerung 151
Bilanzierung 153
Blutderivate 155
    Arten der Blutderivate 155
Blutgasanalyse 158
EKG 160
    Diagnosemöglichkeiten 160
    „Geschriebenes" Elektro-Kardio-Gramm 160
    Kontinuierliches EKG Monitoring 162
    Sonderformen 162
Hemiplegielagerung 163
    Lagerung auf der hemiplegischen Seite 163
    Lagerung auf der gesunden Seite 164
    Rückenlage 164
    Sitz im Bett 165
    Sitz auf dem Sessel/Rollstuhl 165
Herzschrittmacher 166
    Externer oder passagerer Schrittmacher 166
    Permanenter Schrittmacher 167
    Systeme 168
    Frequenzadaptiver Herzschrittmacher 169
    Sonderform 169
Hämofiltration 170
Hirndruckmessung 174
Kinetische Therapie 176
Organspende 179
Prä-/Postoperative Pflege 183
    Präoperative Pflege 183
    Postoperative Pflege 184
Pulmonalarterienkatheter – Swan-Ganz-Katheter 185
Reanimation 190
    Ablauf der kardiopulmonalen Wiederbelebung 190
Sterbebegleitung 192
Stomaversorgung 193
Volumentherapie 195
Weaning 197
Literatur 198
Sachverzeichnis 199

Prophylaxen

Dekubitus

Ein Druckgeschwür (Dekubitus) ist eine kompressiv-ischämische Gewebsläsion. Die Ursache ist eine länger anhaltende, unphysiologische Druckeinwirkung auf das Gewebe

Pflegeprobleme

- Patienten in reduziertem Allgemeinzustand (gelähmte, kachektische, adipöse, alte Patienten etc.)
- Durchblutungsstörungen der Haut, reduzierte O_2-Versorgung (Diabetes mellitus, cardiale Insuffizienz, Sepsis etc.)
- Reizung der Haut (Harn, Stuhl, Desinfektionsmittel etc.)
- Sensibilitätsstörungen (Querschnittlähmung, postoperative Schmerztherapie mit epiduralen Lokalanästhetika)
- Hauterkrankungen (Allergie, Psoriasis, Ekzem etc.)

Pflegeziele

- Verständnis und Kooperation des Patienten bez. der Entstehung und Vermeidung des Dekubitus
- Erhaltung, Förderung und Wiederherstellung der Mobilität des Patienten
- Regelmäßige Inspektion der Haut
- Vermeidung von Druck auf gefährdete Körperstellen und Erhaltung der intakten Hautfunktion (Abb. 1)
- Förderung der Hautdurchblutung
- Risikofaktoren vermeiden

Pflegemaßnahmen

- Information des Patienten über die Notwendigkeit der Druckentlastung durch Bewegung und pflegerische Maßnahmen
- Frühmobilisation des Patienten durch aktive und passive Bewegungstherapie (Physiotherapie!)
- Druckentlastung durch Weich-, Um- und Freilagern
- Sorgfältige Hautpflege z.B. Hirschtalg-, Bepanthen-, Heparinsalbe (durchblutungsfördernd)
- Kontrolle der Hautdurchblutung
- Adäquate Ernährung („eiweißreich")
- Ausgewogene Flüssigkeitsbilanz

Durchführung

- 2- bis 4stündlich umlagern durch 2 Pflegepersonen unter Zuhilfenahme spezieller Lagerungshilfsmittel
- Hautpflege
- Massage der Haut

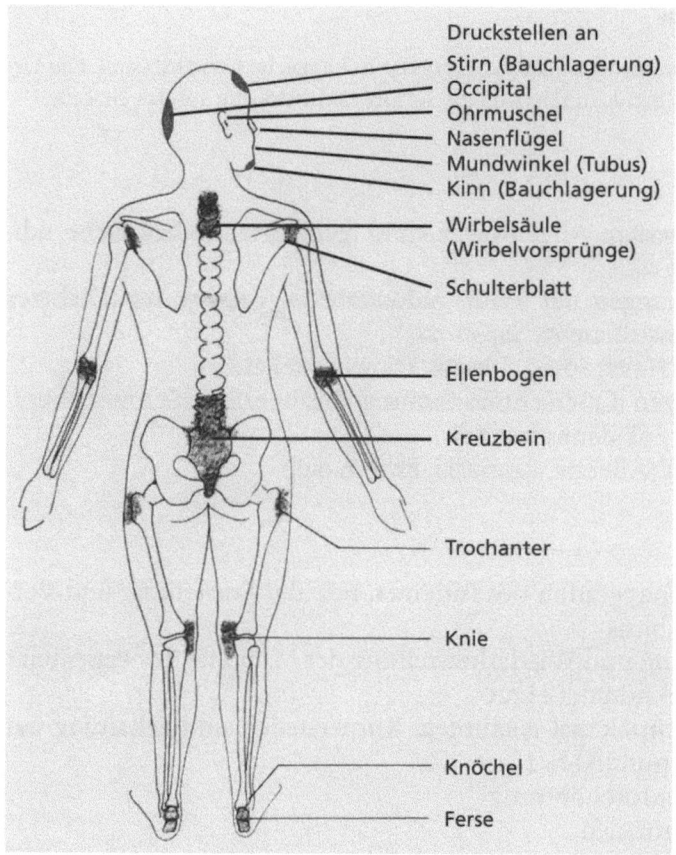

Abb. 1

Cave

- Sobald eine Rötung (Dekubitus Stadium 1) vorhanden ist, besteht eine Dilatation der Arteriolen. Dann sollte die betroffene Stelle nicht mehr massiert werden, da die Kapillargefäße durch den „Druck-Reibe-Effekt" reflektorisch verschlossen werden.
- Keinen Franzbranntwein verwenden – die Haut trocknet zu sehr aus – erhöht das Dekubitusrisiko!
- Sind kürzere Lagerungsintervalle erforderlich, ist ein Einsatz von Spezialbetten (Mediskus) zu überlegen
- Direkten Hautkontakt von Drainagen, arteriellen Kanülen etc. vermeiden

Intertrigo

Erosive, juckende und brennende Areale in Körperfalten

Pflegeprobleme
- Verstärkte Schweißsekretion
- Verunreinigung mit Harn und Stuhl

Pflegeziele
- Intakte trockene Haut der gefährdeten Körperareale
- Verhinderung von Infektionen
- Beschwerdefreiheit

Pflegemaßnahmen
- Patienten ausreichend über Pflegevorgang informieren
- Auf Wünsche und Bedürfnisse des Patienten eingehen
- Gründliche Ganzkörperpflege (pH-neutrale Produkte wie pH-Eucerin®, Eubos® etc.)
- Sorgfältiges Abtrocknen der gefährdeten Bereiche
- Durchführung: 1- bis 2mal täglich, bei Bedarf öfter
- Einlegen von Tupferstreifen, sowie regelmäßige Kontrolle der exakten Lage

Kontrakturen

Schrumpfung von Bindegewebe und Muskulatur bei Störungen der Nerven- und Muskelfunktion mit Einschränkung der physiologischen Beweglichkeit

Pflegeprobleme

- Längere Bettlägrigkeit
- Entzündliche Gelenkserkrankungen
- Verletzungen oder Erkrankungen des ZNS – Lähmungen, Schädel-Hirn-Trauma, Tumore, Entzündungen, Insult etc.
- Verbrennungen oder Verletzungen im Bereich von Gelenken
- Schmerzbedingte Fehlhaltung

Behandlungsziele

- Verständnis des Patienten bezüglich Sinn und Zweck der pflegerischen Maßnahmen
- Erhaltung und Wiederherstelllung einer möglichst uneingeschränkten Beweglichkeit
- Patienten zur aktiven Mitarbeit motivieren

Behandlungs- und Pflegemaßnahmen

- Ausreichende Information des Patienten
- Gemeinsame Planung der Pflegemaßnahmen: Patient, Operateur, Physiotherapeut, Pflegepersonal etc.
- Maßnahmen möglichst bald beginnen
- Ausreichende Schmerztherapie zur Vermeidung von Schonhaltungen und zur Erleichterung der Durchführung
- „Umlagern" der Extremitäten unter Verwendung von Lagerungshilfsmitteln (Polster, Knierolle etc.)
- Bewegungsübungen mit Arzt und Physiotherapeuten besprechen
- Die Durchführung von Bewegungsmaßnahmen obliegt den Physiotherapeuten
- Vermeidung einer Spitzfußstellung
  - Verwenden eines Bettbogens – Druck der Decke auf die Füße fördert die Spitzfußstellung
  - Hohe, über den Knöchel reichende Turnschuhe (Größe und Paßform beachten, um Druckstellen zu vermeiden) (Abb. 2)
- **Keine Abstützung** der Füße mit Fußkistchen oder Stützbrett! Reflexe fördern Spitzfußstellung (Abb. 3)
- Gummibälle (Tennisbälle) oder Schaumstoffrollen zur Verhinderung von Kontrakturen der Fingergelenke verwenden. Vorsicht: Reflektorische Spasmen möglich!
- Abwechselnd in Beuge und Streckstellung lagern
- Außenrotation des Beines vermeiden – Hüftluxation!

Kontrakturen

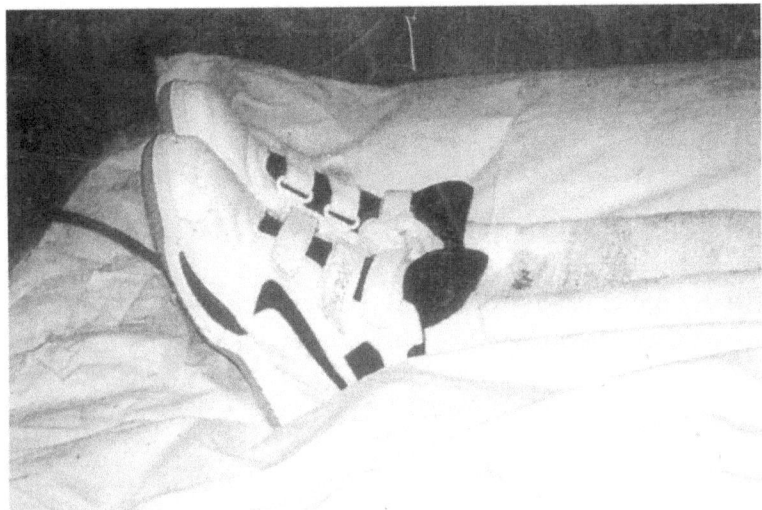

Abb. 2

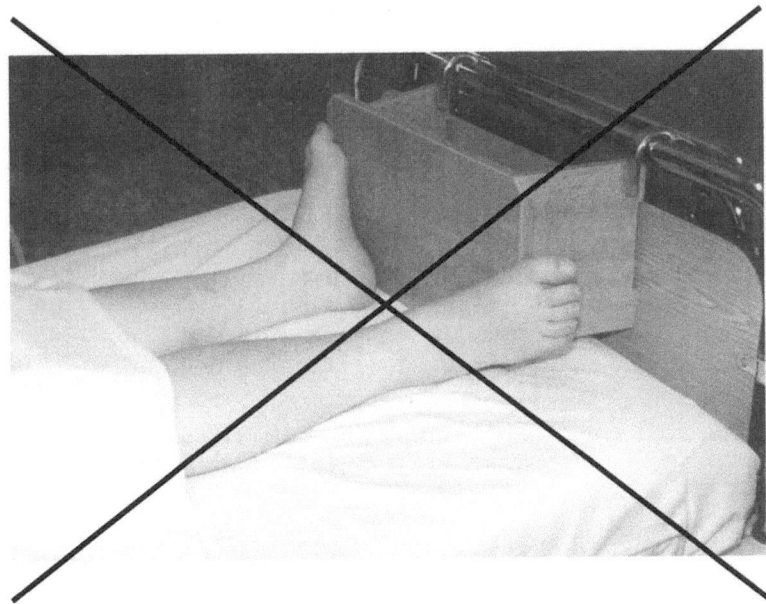

Abb. 3

Obstipation

Verzögerte Stuhlentleerung

Pflegeprobleme

- Gespanntes, schmerzhaftes Abdomen
- Appetitlosigkeit, inadäquate Ernährung
- Schmerzen bei der Defäkation und hämorrhoidale Blutungen
- Immobilität beeinträchtigt die Darmfunktion
- Müdigkeit, Mundgeruch, Kopfschmerzen etc.
- Psychische Probleme – „Angst" vor Leibschüssel, Leibstuhl, „Stuhlneurose" etc.

Pflegeziele

- Regelmäßige, schmerzfreie Defäkation
- Weicher Stuhl
- Selbständigkeit bei den Entleerungsvorgängen anstreben bzw. erhalten

Pflegemaßnahmen

- Patient ausreichend informieren, zur Selbständigkeit auffordern und anleiten
- Adäquate Ernährung (ballaststoffreich), ausreichende Flüssigkeitszufuhr
- Darmtraining (Bauchmassage etc.)
- Arztanordnung: Laxantien, Einläufe, Dunstwickel; durch Wärmestimulation von Hautarealen kommt es zur Funktionsverbesserung von Darm und harnableitendem System – Wickel sind um den Rumpf zu „wickeln" (Head'sche Zonen). Legen eines Darmrohres etc.
- Intimpflege laut Standard

Intimsphäre des Patienten wahren!

Parotitis

Infektion der Ohrspeicheldrüse

Ursachen

- Mangelnde/fehlende Kautätigkeit
- Speichelflußbehinderung – Speichelstein
- Speichelproduktion reduziert – Exsikkose
- Infektionen der Mundhöhle
- Aufsteigende Infektion aus dem Gastrointestinaltrakt
- Parotitis epidemica (Mumps)

Pflegeziele

- Intakte feuchte Schleimhaut
- „Belagfreie" Zunge
- Infektfreie Mundhöhle
- Verständnis des Patienten für Sinn und Zweck der Mundpflege

Pflegemaßnahmen

- Patient ausreichend über den Sinn der Mundpflege informieren
- Regelmäßige Mundpflege nach Standard

Vorbereitung

- Pflegeutensilien vorbereiten, siehe Mundpflegestandard

Durchführung

- Spezielle Mundpflege nach dem Essen
- Bei Schluckstörungen Mundpflege ca. 30 Minuten nach Beendigung der Nahrungsaufnahme durchführen, da Speisereste stimulierend auf den Schluckakt wirken.
- Anregung der Speichelproduktion (Kaugummi, in Zitronensaft getränkte Wattestäbchen, Eiswürfel etc.)
- Stimulation über den Geruchssinn, z.B. ätherische Öle
- Künstlicher Speichel

Hinweis

- Parotitisgefährdete Patienten sind:
  Patienten unter Cortison-, Zytostatika- oder Strahlentherapie
  Patienten in reduziertem Allgemeinzustand (Unterernährung, große Operationen, Infektionen etc.)
- Bei der Verwendung von cortisonhaltigen Sprays nach jeder Anwendung Mundpflege durchführen, da die physiologische Mundflora zerstört wird

Pneumonie

Infektion der Lunge

Pflegeprobleme

- Ungenügende Belüftung der Lunge, mangelhaftes Abhusten, Eindringen von Sekret bzw. Keimen aus dem Gastrointestinaltrakt
- Postoperativ: Schmerzen, „Hang over" (atemdepressive Medikamente, Muskelrelaxantien)
- Zentrale Eingriffe – Thorax, Oberbauch – häufig pulmonale Probleme (Abb. 4)
- Periphere Eingriffe – Extremitäten – selten pulmonale Probleme
- Einschränkung der Bewußtseinslage (diabetisches Koma, subarachnoidale Blutung, Schlaganfall, Medikamentenintoxikation etc.)
- Einschränkung der „Atempumpe" (Muskeldystrophie, Paresen, Thoraxdeformitäten, Kachexie etc.)
- Pleuraergüsse, „zu straff sitzende" Verbände, fehlender Schluckreflex (Aspirationspneumonie) etc.
- Intubierte und beatmete Patienten

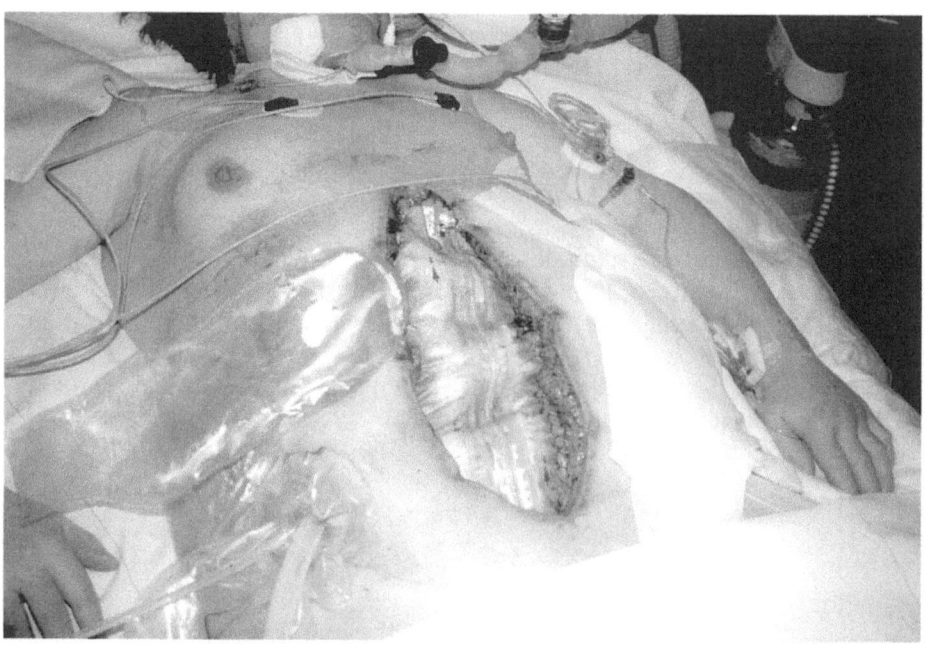

Abb. 4

Pneumonie

Pflegeziele

- Sekretansammlung in Atemwegen und Lunge mobilisieren – Abhusten erleichtern/verbessern
- Eröffnen von atelektatischen Arealen durch physiotherapeutische Maßnahmen
- Aspiration vermeiden

Pflegemaßnahmen

- Präoperatives Erlernen korrekter Atemtechnik und Verwendung von technischen Hilfsmitteln (Incentive Spirometer z.B. Triflo) mit Hilfe der Physiotherapeuten
- Sekretmobilisation durch Klopfmassage, Vibration (z.B: Vibrax), CliniJet
- Regelmäßiger Lagewechsel, frühzeitige Mobilisation
- Drainagelagerungen – siehe Standard Lagerungen
- Einatemluft anfeuchten (Hygienerichtlinien!)
- Ausreichende Hydratation
- Adäquate Schmerztherapie: Epiduralkatheter, Patientenkontrollierte Analgesie = PCA
- Klinische Beobachtung: Atemfrequenz, Atemgeräusche, Husten, Auswurf (Menge, Farbe, Konsistenz), Schmerzäußerungen, Infektionszeichen – evtl. mikrobiologische Untersuchungen
- Oberkörper erhöht lagern

Cave

- Bei Herzerkrankungen, Osteoporose, Knochenmetastasen (je nach Lokalisation) und Kopfverletzungen – Abklopfen kontraindiziert

Thrombose

Verschluß von Beinvenen durch Blutgerinnsel

Pflegeprobleme

- Immobilität
- Exsikkosezustände
- Schwangerschaft
- Varizen

Pflegeziele

- Frühmobilisation
- Strömungsgeschwindigkeit des Blutes in den Beinvenen verbessern
- Ausreichende Flüssigkeitszufuhr

Pflegemaßnahmen

- Ausreichende Information über Notwendigkeit, Art und Umfang der Maßnahmen
- Patient zur aktiven Mitarbeit motivieren – möglichst früh mobilisieren !
- Passive Bewegungsübungen werden von den PhysiotherapeutInnen durchgeführt!
- Beine hochlagern – Überkreuzen der Beine vermeiden
- Beine bandagieren oder Kompressionsstrümpfe verwenden – müssen vom Bandagisten angemessen werden
- Lokale Wärmezufuhr vermeiden
- Beobachtung:
    Hautfarbe, -temperatur
    Schwellung der Beine
    Schmerzangaben des Patienten
- Antikoagulantientherapie nach ärztlicher Anordnung

Vorbereitung des benötigten Materials

- Kurzzugbinden, Wattebinden
- Kompressionsstrümpfe – vom Bandagisten angepaßt!

Durchführung/Bandagieren (Abb. 5–7)

- 2 Pflegepersonen
- Bein mit Wattebinde „vorbandagieren" (Vermeidung von Läsionen, evtl. besserer Halt)
- 2 Fixiertouren im Bereich der Zehengrundgelenke
- 8er-Touren über die Ferse (Ferse einschließen)
- Erste Bandage endet nach 5–6 Touren knapp über dem Knöchel
- Zweite Bandage in 8er-Touren bis zur Kniekehle wickeln

Thrombose

- Kompressionsdruck zur Kniekehle hin reduzieren
- Bandagiert wird nur der Unterschenkel
- Kurzzugbinden können 24 Stunden belassen werden; Inspektion der Haut mindestens 12stündlich

Cave

- Tibia – Dekubitus
- Arterielle Durchblutungsstörungen (keine Bandagierung)!
- Keine ausreichende Kompressionswirkung bei Verwendung von elastischen Langzugbinden und nicht angepaßten Strümpfen!

Komplikationen der Thrombose

- Thrombophlebitis (Entzündungszeichen beachten!)
- **Lungenembolie!**
- Spätkomplikationen: Stauungsekzem, Ulzera, postthrombotisches Syndrom etc.

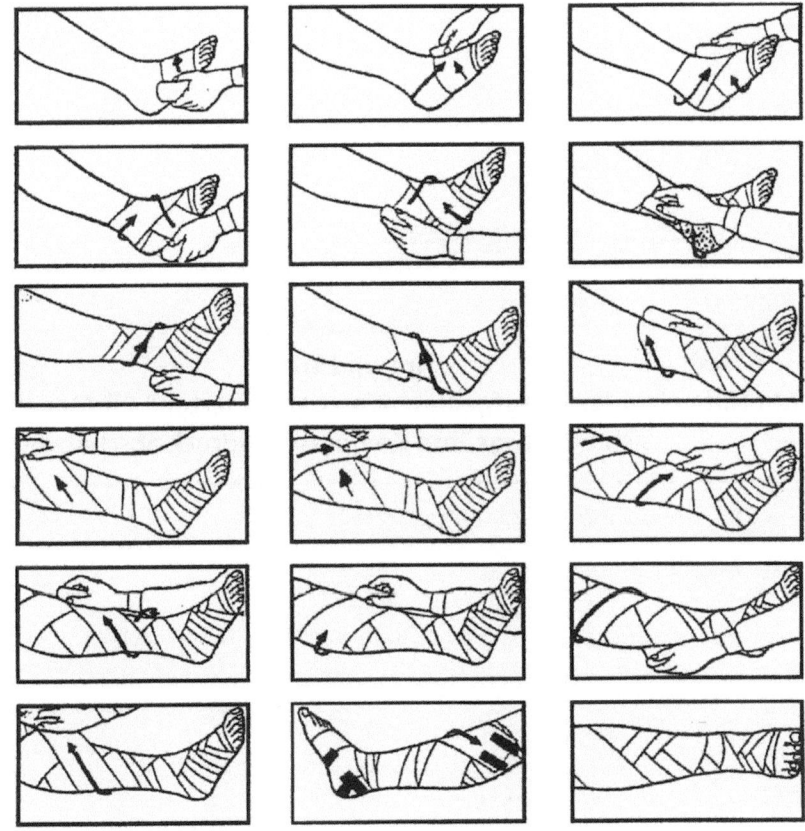

Abb. 5

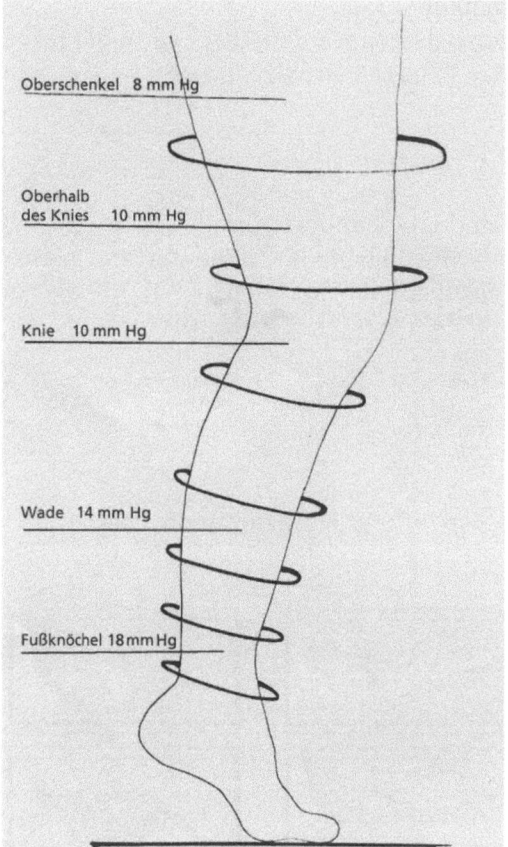

Abb. 6

Tips und Tricks
Mit Hilfe einer leicht aufgeblasenen „bandagierten" RR-Manschette läßt sich der ausgeübte Kompressionsdruck abschätzen.

Grundpflege

Augenpflege

Reinigung der Augen und Schutz vor Austrocknung

Pflegeprobleme

- Verkrustung oder Verklebung der Augenlider bei vermehrter Sekretion
- Gefahr von Entzündungen, Infektionen und Schmerzen
- Verminderung des Sehvermögens

Pflegeziele

- Verhinderung von Entzündungen, Infektionen und Schmerzen
- Erhaltung des Sehvermögens
- Physiologisches Augenmilieu, intakte Hornhaut etc.

Pflegemaßnahmen

- Patienten ausreichend über Pflegevorgang informieren
- Hygienerichtlinien einhalten
- Bei der Durchführung Wünsche und Gewohnheiten des Patienten beachten

Vorbereiten des benötigten Materials

- Handschuhe
- Arbeitsfläche
- Weiche, sterile, nicht fasernde Tupfer
- Vorgewärmte Reinigungslösung (NaCl 0,9%, Aqua dest. oder Kamillentee)
- Augenpflegesalben oder „Tränenersatzflüssigkeit" (Oleovit-Augensalbe, Okuzell)
- Einmalspritze zum Spülen
- Abwurfbehälter

Durchführung

- Häufigkeit 12stdl., Tränenersatzflüssigkeit 3- bis 4stdl.
- Handschuhe anziehen
- Augenlider mit Daumen und Zeigefinger spreizen, getränkten Tupfer über geöffnetem Auge vorsichtig ausdrücken. Tupfer darf dabei das Auge nicht berühren!
- Augenlider schließen, sanfte Reinigung der Lider von außen nach innen
- Für jeden Wischvorgang frische Tupfer verwenden
- Augenpflege mit neutralen Salben und Tropfen – Unterlid abheben, Einbringen eines Salbenstranges (0,5–1 cm) mit einem sterilen Glasstäbchen (Abb. 8)
- Spezifische Therapiemaßnahmen nur nach ärztlicher Anordnung durchführen. Siehe spezieller Augenpflegestandard

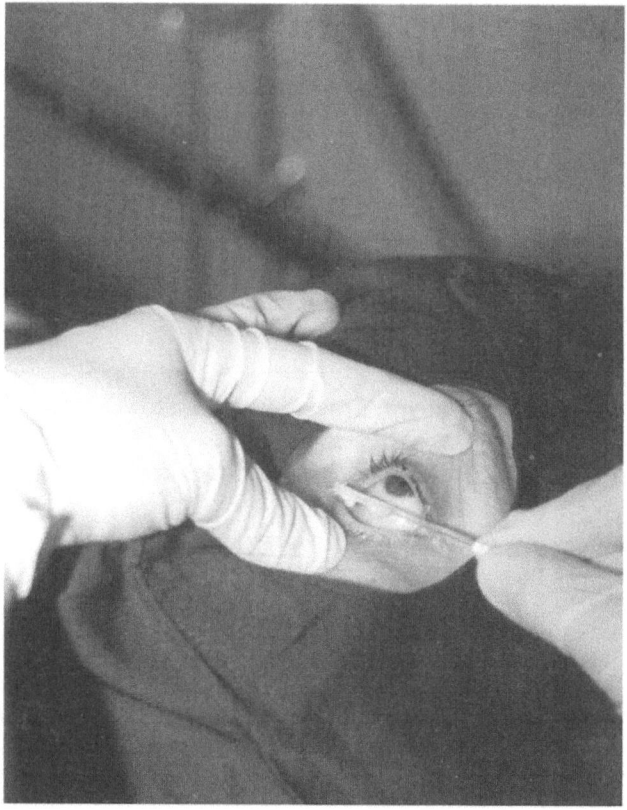

Abb. 7

- Veränderungen am Auge wie Rötung, Schwellung etc. → ärztliche Begutachtung
- Ver- und Entsorgen der Pflegeutensilien
- Genaue Dokumentation (z.B. Ödeme, Sekretion etc.)

Cave

- Mit dem Konus der Tube nicht das Auge berühren, Gefahr von Kreuzinfektionen (für jedes Auge eine eigene Tube)
- Mechanische Schädigung des Auges

Spezielle Augenpflege

Reinigung und Pflege der Augen bei speziellen Erkrankungen nach fachärztlichem Konsilium

Pflegeprobleme

- Fehlender oder eingeschränkter Schutzreflex bei analgosedierten, relaxierten oder komatösen Patienten
- Verminderte Tränenflüssigkeitsproduktion, z.B. postnarkotisch
- Hornhautläsion
- Entzündungen, Infektionen und Schmerzen
- Bindehautödem und -blutung
- Schwellung der Lider
- Fremdkörper

Pflegeziele

- Ersatz der fehlenden Tränenflüssigkeit
- Schmerzlinderung
- Therapie und Prophylaxe von Entzündungen, Infektionen und Läsionen
- Erhaltung des Sehvermögens
- Evtl. lokal abschwellende Maßnahmen

Pflegemaßnahmen

- Pflegeablauf und Vorbereitung siehe Augenpflegestandard

Vorbereitung des speziellen Materials
- Salben und Tropfen nach Arztanweisung
- Evtl. schwach klebendes Heftpflaster oder transparenter Lidverschluß (z.B. Geliperm wet)

Durchführung
- Augenpflege mit speziellen Salben und Tropfen – Unterlid abheben und Einbringen eines Salbenstranges (0,5–1 cm) mit einem sterilen Glasstäbchen
- Spezifische Therapiemaßnahmen nach ärztlicher Anordnung
- Verschließen der Lider mit Pflaster oder transparentem Lidverschluß
- genaue Dokumentation

Cave

- Mechanische Schädigung des Auges
- Salbenanwendung bei wachen Patienten – „Verschleierung" und Fremdkörpergefühl

- Applikation der Medikamente nur **nach** Reinigung des Auges
- Kreuzinfektionen (für jedes Auge eine eigene Tube)
- Pupillenkontrolle bei Salbenverwendung erschwert möglich
- Anbruch- und Ablaufdatum der Salben und Tropfen beachten
- Infektionsgefahr durch Uhrglasverband und feuchte Kompressen

Augenprothesen

- Wünsche und Gewohnheiten des Patienten beachten
- 1mal täglich Reinigung von Glasauge und Augenhöhle mit lauwarmem Wasser
- **Material:** Tupfer, weiches Tuch, Schälchen und Wasser
- **Durchführung:** Unterlid des Patienten herunterziehen – das Glasauge entfernen – Augenprothese in Wasser einlegen – mit trockenem Tuch abwischen – Augenhöhle mit feuchtem Tupfer reinigen – zum Einsetzen Oberlid anheben – Prothese in die obere Falte schieben – Unterlid abheben und Prothese in die untere Falte schieben – auf Fehllage kontrollieren

Bartpflege/Rasur

Reinigung / Kürzen / Entfernen der Barthaare

Pflegeprobleme

- Schnittverletzungen
- Verunreinigung, Verkrustung und Juckreiz bei Vollbart
- Infektionsgefahr (z.B. Pustelbildung)
- Hautreizung durch verstärkte Schweißsekretion und Speichelfluß aus dem Mund

Pflegeziele

- Wohlbefinden des Patienten
- Intakte Haut
- Vermeiden von Schnittverletzungen
- Vermeidung von Infektionen

Pflegemaßnahmen

- Patienten ausreichend über Pflegevorgang informieren
- Wünsche und Gewohnheiten des Patienten berücksichtigen
- Hygienerichtlinien einhalten

Vorbereitung des Materials

- „Einmalrasierer" oder eigener Rasierapparat
- Rasierschaum
- Nierentasse mit lauwarmem Wasser
- Bei Vollbart – Waschschüssel, Haarbürste und evtl. Schere
- Handtuch
- Feuchter Waschhandschuh
- Persönliche Pflegeutensilien des Patienten
- Abwurfbehälter

Durchführung der Rasur

- 1mal täglich bei der Ganzwäsche
- **Naßrasur:** Gesichtshaut gut anfeuchten
- Schaum auftragen, einmassieren und schonend rasieren
- Gesicht von Rasierschaum befreien und abtrocknen
- Rasierwasser oder Lotion auftragen
- Schnittverletzungen – evtl. POR-8-getränkte Tupfer auflegen
- **Trockenrasur:** Nur mit eigenem Rasierapparat
- **Pflege bei Vollbart:** Waschen mit Shampoo, gut abtrocknen, evtl. fönen, bei Bedarf Barthaare kürzen, mit Haarbürste in Form bringen

- **Damenbart:** Gewohnheiten der Patientin beachten
- Bei oral intubierten Patienten – Rasur einer Gesichtshälfte – anschließend Lagewechsel des Tubus und Neufixierung – Rasur der anderen Gesichtshälfte

Cave

- Durchtrennung von Cuffschlauch und zentralvenösem Katheter
- Vena-jugularis-Katheter – Entzündung der Punktionsstelle
- Gerinnungsstörungen

Ganzwäsche

Reinigung und Pflege der Haut

Pflegeprobleme

- Infektionsgefahr durch Keimverschleppung
- Störung der Schutzfunktion
- Auskühlung
- Verletzung der Intimsphäre

Pflegeziele

- Physisches und psychisches Wohlbefinden
- Körperreinigung
- Reduktion von nosokomialen Infektionen
- Anregen der Hautdurchblutung
- Intakte Haut

Pflegemaßnahmen

- Bei Bedarf Analgetika und Sedativa
- Ausreichende Information des Patienten
- Hygienerichtlinien einhalten
- Auf Wünsche und Gewohnheiten des Patienten eingehen
- Kommunikationsmöglichkeit nutzen (Gespräch, Gestik, Körperkontakt etc.)
- Mithilfe des Patienten fördern und zur Selbstpflege anleiten
- Inspektion: Haut, Haare, Nägel etc.
- Genaue Patientenbeobachtung z.B.: Zyanose, Schmerzreaktionen, Rhythmusstörungen

Vorbereiten des benötigten Materials

- Schürze und Handschuhe
- Wäschewagen „Rein – Unrein"
- 2 Waschschüsseln
- Wassertemperatur nach Notwendigkeit oder Wunsch des Patienten
- Mehrere Waschlappen (Waschhandschuhe)
- Reinigungs- und Hautpflegemittel entsprechend dem Hauttyp
- Persönliche Toiletteartikel
- Handtücher
- Leib- und Bettwäsche
- Evtl. Lagerungshilfsmittel
- Abwurfbehälter

Durchführung

- Nach neueren Erkenntnissen (basale Stimulation) sollte die Ganzwäsche, wenn möglich, von einer Pflegeperson durchgeführt werden, dadurch bessere Mobilisation, Motivation, Kommunikation und Körperwahrnehmung
- Mind. 1mal täglich, bei Bedarf mehrmals (starkes Schwitzen, Verunreinigungen durch Stuhl, Harn, Blut, Erbrochenes)
- Handschuhe und Schürze anziehen
- Gesicht mit klarem Wasser waschen
- Rasur, Haarpflege (siehe Standards)
- Waschvorgang – Rumpf und Extremitäten (Wasserwechsel), Genitalbereich (Wasserwechsel), Seitenlage, Rücken und Gesäß waschen
- Wäschewechsel
- Durchführung spezieller Pflegemaßnahmen (Intertrigo-, Dekubitusprophylaxe/-pflege, Kontrakturenprophylaxe etc.)
- Lagerung des Patienten
- Ver- und Entsorgen der Pflegeutensilien

Cave

- Tubusdislokation
- Knickung oder Entfernung von Kathetern, Sonden und Drainagen
- Sturz des Patienten aus dem Bett
- Vorsicht bei bestimmten Verletzungen, z.B. Wirbelsäule und Schädel
- Vorsicht bei Kreislauflabilität

Haarpflege

Reinigung von Kopfhaut und Haaren

Pflegeprobleme

- Verstärkte Schweißsekretion
- Juckreiz
- Infektionsgefahr
- Parasitenbefall (Kopfläuse etc.)
- Dekubitus
- Borken, Blutkrusten und Verfilzungen
- Haarausfall

Pflegeziele

- Wohlbefinden erhalten
- Reinigung von Kopfhaut und Haaren („belebend" bzw. „beruhigend")
- Durchblutungsförderung der Kopfhaut durch Massage
- Haarfilz vermeiden
- Dekubitus verhindern
- Verhinderung von Infektionen

Pflegemaßnahmen

- Patienten ausreichend über Pflegevorgang informieren
- Wünsche und Gewohnheiten der Patienten beachten
- Hygienerichtlinien einhalten
- Inspektion der Kopfhaut (Kopfläuse)

Vorbereiten des benötigten Materials

- Handschuhe und Schürze
- Spez. Haarwaschbecken mit Dusche oder Waschschüssel mit „Gießgefäß"
- Bettschutz
- Haarshampoo, evtl. Lausshampoo
- Handtücher
- Kamm, Bürste und Fön
- Evtl. Spiegel
- Bei Bedarf Haargummi oder weiches Band
- Kopfring oder Lagerungskissen

Durchführung

- 1- bis 2mal wöchentlich, bei Bedarf öfter
- Prophylaktische Analgesie bei Bedarf (Wirkungseintritt abwarten)
- 2 Pflegepersonen

- Flache Rückenlage – lagerungsbedingte Veränderungen beachten (Herzfrequenz, Blutdruck, Atemfrequenz etc.)
- Je nach Pflegetechnik wird der Nacken des Patienten mit dem Haarwaschbecken oder mit einem Kissen gestützt
- Haare anfeuchten – shampoonieren und Kopfhaut massieren
- Shampoo gründlich ausspülen
- Bei Bedarf Vorgang wiederholen
- Haarwaschbecken zum Fönen belassen, evtl. verwendete Waschschüssel und Polster entfernen
- Haare gut frottieren, kämmen und trocken fönen
- Frisurwünsche beachten – Haarknoten seitlich anbringen
- Bei Bedarf Bettwäschewechsel
- Ver- und Entsorgen der Pflegeutensilien
- Dokumentation

Besondere Maßnahmen

- Borken und Blutkrusten mit Wasserstoffsuperoxyd 1% auflösen
- Lokaltherapeutika bei Parasitenbefall

Tips und Tricks

Aktivierende Haarwäsche: Waschung gegen die Haarwuchsrichtung, eher „kühleres" Wasser, Luftstrom des Föns sollte phasenweise über die Haut streichen (z.B. Gesicht)

Beruhigende Haarwäsche: wärmeres Wasser, Haarreinigung in Haarwuchsrichtung

---

Hautpflege

Aufrechterhaltung der physiologischen Hautfunktion

Pflegeprobleme

- Trockene Haut
- Hauterkrankungen – Hautläsionen (Erosionen, Excoriationen, Pusteln, Furunkel, Abszesse, allergische Hautreaktionen, Dekubitus etc.), Juckreiz, Schmerzen, nässende Hautareale

Pflegeziel

- Geschmeidige, intakte Haut
- Verbesserung der Hautdurchblutung
- Aufrechterhaltung der „Hautatmung"
- Vermeidung von Dekubitalulcera
- Linderung von Schmerzen und Juckreiz
- Abheilen von Hauterkrankungen

Pflegemaßnahmen

- Ausreichende Information des Patienten
- Hygienerichtlinien einhalten

Durchführung

- 1mal täglich Ganzkörperwäsche (Waschzusatz verwenden: Balneum-Hermal, pH-Eucerin etc.)
- Regelmäßig Haut inspizieren
- Patienten mit Körperlotion, pflegenden Ölen oder speziellen Hautcremes eincremen (Silonda, Hautfluid, Hirschtalg etc.), Gewohnheiten beachten
- Excoriationen evtl. mit Betaisodonalösung behandeln
- Salbenanwendung nur auf gereinigte, trockene Haut auftragen (nicht sofort nach dem Waschen eincremen!)
- Hautschutzmittel gut einmassieren, sparsam verwenden

Tips und Tricks
Nie Cremes, Lotion und Puder gemeinsam anwenden! „Kucheneffekt"!
Nach Ganzkörperwaschung Haut 2–3 Stunden atmen
(abtrocknen) lassen!

Intertrigo

Pflege erosiver, juckender und brennender Areale in Hautfalten (Achsel-, Brust-, Bauch-, Leisten- und äußerer Genitalbereich)

Pflegeprobleme

- Nässende Hautareale in Hautfalten
- Schmerzen
- Juckreiz

Pflegeziele

- Intakte, trockene Haut
- Schmerzfreiheit

Pflegemaßnahmen

- Patienten ausreichend über Pflegevorgang informieren
- Auf Wünsche und Bedürfnisse des Patienten eingehen

Vorbereiten des benötigten Materials

- Olivenöl/Babyöl
- Trockene Tupfer (Größe nach Bedarf)
- Abwurfbehälter

Durchführung

- 1- bis 3mal täglich bzw. nach jeder Körperpflege betroffene Areale mit Öl reinigen, nachtrocknen
- Trockene, gefaltete Tupfer einlegen, damit Haut nicht auf Haut liegt
- Beurteilung des Hautzustandes
- Dokumentation

Cave

- Kein Puder verwenden (Zusammenklumpen – zusätzliche Reizung der Haut)
- Superinfektion

Intimpflege

Reinigung und Pflege der Intimregion

Pflegeprobleme

- Verunreinigung mit Harn und Stuhl
- Hautreizung
- Gefahr von Infektionen

Pflegeziele

- Intakte Haut
- Schutz vor Feuchtigkeit und Geruchsbildung
- Physisches und psychisches Wohlbefinden

Pflegemaßnahmen

- Patienten ausreichend informieren
- Hygienerichtlinien einhalten

Vorbereiten des benötigten Materials

- Wasser mit Reinigungslösung
- Pflegeschaum
- Waschhandschuh (Einmalwaschhandschuh)
- 1–2 Handtücher
- Bettschutz
- Handschuhe
- Hautpflegeöl
- Mehrere Tupfer
- Abwurfbehälter

Durchführung

- Intimsphäre! (Vorhang, Paravent etc.)
- Patient in Rückenlage bringen
- Beine „aufstellen" und spreizen
- Wäscheschutz unterlegen

Mehrmals täglich Intimpflege bei

- Erkrankungen und Operationen der Harnwege, der Genitalien, des Dammes und des Analbereiches
- Nach Geburten
- Nach Harn- und Stuhlentleerung, bei Inkontinenz und Dauerkatheter

Intimpflege bei der Frau

- Schürze und Handschuhe anziehen
- Waschrichtung von der Symphyse zum Anus
- Mit der einen Hand die Labien spreizen, mit der anderen Hand waschen
- Beläge oder fest haftende Verunreinigungen mit Öl/Tupfer oder Pflegeschaum entfernen
- Mit einem Handtuch die Haut trocknen
- Bei adipösen Patientinnen evtl. Tupfer in die Hautfalten einlegen (siehe Intertrigopflege und -prophylaxe)
- Während der Menstruation ist es notwendig, die Intimpflege mehrmals täglich durchzuführen
- Bei Infektionen Facharztkonsilium
- Ver- und Entsorgen der Pflegeutensilien

Intimpflege beim Mann

- Schürze und Handschuhe anziehen
- Beim Waschen des Penis die Vorhaut zurückschieben, um die Glans zu reinigen, evtl. Beläge mit Pflegeöl entfernen
- Die Vorhaut wieder zurückstreifen, um die Bildung einer Paraphimose zu vermeiden
- Das Skrotum nach dem Waschen gut trocknen, evtl. Tupfer in die Hautfalten einlegen (siehe Intertrigopflege und -prophylaxe)
- Bei Skrotalödem ein kleines Kissen zur Hochlagerung verwenden (Vorsicht, Druckstellen!)
- Ver- und Entsorgen der Pflegeutensilien

Mundpflege

Linderung von Mundtrockenheit und Durst, Erhaltung der physiologischen Mundflora

Pflegeprobleme

- Durstgefühl
- Trockene Mundschleimhaut
- Risse, Ulcerationen, Beläge
- Siehe spezieller Mundpflegestandard

Pflegeziele

- Aufrechterhaltung der physiologischen Mundflora
- Entfernung von Belägen
- Intakte, defektfreie Lippen
- Berücksichtigung der Gewohnheiten des Patienten

Pflegemaßnahmen

- Patient ausreichend über die Pflegetätigkeit informieren
- Hygienerichtlinien beachten

Vorbereiten des benötigten Materials

- Ausreichende Lichtquelle
- Mundpflegeutensilien (günstig Set)
- Tupfer
- Klemme oder Spatel
- Salbeitee, Kamillentee, spezielle Mundpflegelösungen etc.
- Zitronenwasser (fördert Speichelfluß)
- Künstlicher Speichel (Sialinspray®)
- Lippenpflegesalbe – z.B. Labello®, Vaseline, Bepanthen®, Olivenölsalbe
- Zahnbürste und Zahnpaste
- Prothesenschale und Reinigungstablette
- Zuckerfreier Kaugummi
- Abwurfbehälter

Durchführung

- 2- bis 3mal täglich Zähne putzen, Massage des Zahnfleisches (weiche Bürste verwenden)
- Prothese reinigen (evtl. über Nacht einlegen), Mund ausspülen

Mundpflege

- 4- bis 6stdl. mit frisch zubereiteter Lösung
- Handschuhe und Schürze verwenden
- Bei Bedarf Sekret aus Mund-, Nase- und Rachenraum absaugen

- Befeuchtete Tupfer mit Peanklemme fassen (Klemmenenden müssen mit dem Tupfer bedeckt sein, Verletzungsgefahr)
- Reinigung der Wangentaschen, Zunge, Zähne und des Gaumens
- Tupferwechsel, mehrmals wiederholen
- Ausspülen der Mundhöhle, Absaugen von Sekret aus dem Rachenraum
- Lippenpflegesalbe
- Dokumentation
- Ver- und Entsorgung der Pflegeutensilien

Bei Bedarf
- Mundhöhle von Belägen und Verkrustungen befreien
- Mehrmals täglich mit künstlichem Speichel (Sialinspray®) befeuchten
- Spezielle Mundpflege siehe Standard
- Inspektion mehrmals täglich

Spezielle Mundpflege beim intubierten Patienten

Pflege der Mundhöhle und der Zähne beim Intubierten

Pflegeprobleme

- Infektionsgefahr: Tubus, fehlende orale Nahrungsaufnahme
- Entzündungen: Parotitis, Otitis media, Sinusitiden
- Tubusbedingte Läsionen: Mundwinkel, Naseneingang, Mundschleimhaut etc.
- Sekretansammlung in der Mundhöhle

Pflegeziele

- Vermeidung von Entzündungen
- „Belagfreie" Zunge
- Feuchte und unversehrte Mundschleimhaut
- Ausreichende Speichelproduktion (Parotitisprophylaxe)
- Physisches und psychisches Wohlbefinden

Pflegemaßnahmen

- Ausreichende Information des Patienten
- Hygienemaßnahmen einhalten
- Cuffdruck-Kontrolle (Aspirationsgefahr, daher vorübergehende Erhöhung des Cuffdrucks)
- Inspektion der Mundhöhle

Vorbereiten des benötigten Materials

- Salbeitee oder spezielle Lösungen (Lösung immer frisch zubereiten!) Tupfer, Mundpflegeklemmen, Abwurfbehälter, evtl. Mundkeil
- Im Sinne der basalen Stimulation Spülungen mit „vertrauten Flüssigkeiten" (Cola, Milch, Most etc.)
- Absauggerät und Absaugkatheter
- Ausreichende Lichtquelle (evtl. Laryngoskop)

Durchführung

- Nasen-Rachen-Raum absaugen
- Absaugkatheter wechseln
- Mundhöhle absaugen „unter Sicht"
- Mit einem feuchten Tupfer reinigen
- Evtl. mit Alexanderspritze spülen und gleichzeitig absaugen (zwei Pflegepersonen)

- 4- bis 6mal täglich vor jedem Entblocken des Cuffs, Cuffdruck kontrollieren
- Lagewechsel
- Dokumentation

Cave

- Bei erhöhtem Hirndruck – auf ausreichende Analgosedierung achten – Hustenreiz
- Bei Gerinnungsstörungen – evtl. nur Spülen!
- Vagusreiz – Bradycardie
- Aspirationsgefahr (niedriger Cuffdruck)
- Extubationsgefahr

Mundpflege bei speziellen Problemen

Pflegeprobleme	Pflegeziel	Pflegemaßnahmen
❏ Schmerzen in der Mundhöhle	❏ Schmerzfreiheit bzw. beschwerdefreie Nahrungsaufnahme	❏ Mundisal®-Gel mit Wattestäbchen auftragen
❏ Borkenbelag auf Mundschleimhaut, Zunge, Gaumen	❏ Borkenfreie Mundhöhle ❏ Belagfreie Zunge	❏ 3- bis 4mal tgl. bzw nach jeder Mahlzeit Mundspülung mit Salbeitee, Kamillentee etc.
❏ Soor	❏ Abheilung, siehe Standard Soor u. Parotitisprophylaxe	❏ Lokale Antimykotika z.B. Daktarin® orales Gel, Mycostatin® nach ärztlicher Anordnung
❏ Aphten, Rhagaden, Risse, Ulcerationen, Erosionen	❏ intakte Mundschleimhaut	❏ 3- bis 4mal tgl. Auswischen der Mundhöhle z.B. mit Salbeitee, Betaoral®, Multivit B®, Calcillin A®, Pyralvex®-Pinselungen, Tinctura Ratanii, evtl. Bürsten der Zunge mit der Zahnbürste, danach Spülung wie bei üblicher Mundpflege
❏ Herpes simplex	❏ defektfreie Lippen u. Mundschleimhaut	❏ Lokale Virostatika z.B. Zovirax®-Salbe nach ärztlicher Anordnung
❏ Einschränkung der Kaufähigkeit und des Speichelflusses	❏ Erhaltung der Kaufähigkeit und einer ausreichenden Speichelsekretion	❏ Kaugummi, frühzeitige orale Nahrungsaufnahme

Nagelpflege

Reinigen und Kürzen der Nägel

Pflegeprobleme

- Lange und verschmutzte Nägel
- Eingewachsene und brüchige Nägel
- Rissige Nagelhaut
- Pilzerkrankungen
- Entzündungen

Pflegeziele

- Saubere, kurze, gepflegte Nägel
- Geschmeidige Nägel und Nagelhaut
- Vermeiden von Entzündungen und Infektionen

Pflegemaßnahmen

- Patient ausreichend informieren
- Hygienerichtlinien einhalten

Vorbereiten des benötigten Materials

- Handschuhe, Schürze
- Einmalunterlage
- Wasser und Waschlotion
- Nagelbürste
- Handtuch
- Nagelpflegeset: Schere, Nagelzange, Feile etc.
- Hautcreme
- Abwurfbehälter

Durchführung

- Nägel in Hand- oder Fußbad aufweichen
- Bei Bedarf bürsten
- Abtrocknen
- Schneiden, reinigen, evtl. feilen
- Eincremen
- Ver- und Entsorgung der Pflegeutensilien
- Dokumentation

Cave

- Verletzungen v. a. bei Gefäßerkrankungen, z.B. Diabetes mellitus etc.

Tips und Tricks
Falls Fußbad nicht möglich, Zehennägel mittels warmen feuchten Waschlappens aufweichen, ebenso die Fingernägel

Nasenpflege

Reinigung der Nasenhöhlen von Sekretrückständen ohne liegenden Tubus oder Magensonde

Pflegeprobleme

- Sekreteindickung – Borkenbildung und Austrocknung der Nasenschleimhaut durch trockene Raumluft oder nicht befeuchteten Sauerstoff
- Entzündungen und Infektionen mit starker Sekretbildung
- Sekretstau durch Passivität des Patienten

Pflegeziele

- Reinigung
- Vermeidung von Infektionen
- Freie Nasenatmung
- Intakte Haut und Nasenschleimhaut erhalten
- Wohlbefinden des Patienten

Pflegemaßnahmen

- Patienten ausreichend informieren
- Patienten zum Schneuzen anleiten
- Befeuchtung der Einatmungsluft
- Hygienerichtlinien einhalten

Vorbereiten des benötigten Materials

- Handschuhe, Schürze
- Wattestäbchen
- Olivenöl
- Evtl. pflegende Salbe (Oleovit, Bepanthen etc.)
- Absauggerät, sterile Absaugkatheter verschiedener Größe
- Gleitmittel (Instillagel etc.)
- Abwurfbehälter

Durchführung

- Handschuhe, Schürze anziehen
- Mit Absaugkatheter Sekret aus der Nasenhöhle entfernen – Gleitmittel verwenden, vorsichtig ohne Sog einführen und unter Sog langsam drehend zurückziehen
- Korrekte Einführrichtung beachten, nicht nach „oben"!
- Sanftes Entfernen der Borken mit ölgetränkten Wattestäbchen aus dem vorderen Nasenbereich
- Inspektion auf Defekte und Dekubiti
- Pflegende Nasensalbe einbringen
- Ver- und Entsorgen der Pflegeutensilien

Nasenpflege bei liegendem Tubus/Magensonde

Pflegeprobleme

- Sekretstau durch Abflußbehinderung bei liegendem Tubus/Sonde
- Abfluß in Rückenlage erschwert bzw. nicht möglich
- Borkenbildung und Austrocknung der Nasenschleimhaut
- Druckulcera an der Schleimhaut und am Naseneingang durch Tubus/Sonde
- Hautläsionen durch unkorrekte Fixierung
- Infektion der Nasennebenhöhlen
- Nasenbluten

Pflegeziele

- Sekretentfernung
- Intakte Haut/Schleimhaut
- Vermeidung von Entzündungen, Infektionen und Nasenbluten
- Wohlbefinden des Patienten

Pflegemaßnahmen

- Patienten ausreichend informieren
- Hygienerichtlinien einhalten

Vorbereiten des benötigten Materials

- Handschuhe und Schürze
- Absaugkatheter Ch. 10–14 und Absauggerät
- Wattestäbchen, Olivenöl und/oder eine pflegende Salbe
- Tupfer, Wundbenzin, NaCl 0,9%
- Hautschonendes Pflaster, Schere
- Abwurfbehälter

Durchführung

- Handschuhe und Schürze anziehen
- Sekret bei Bedarf vorsichtig absaugen
- Mit Absaugkatheter Sekret aus der Nase entfernen, Gleitmittel verwenden, vorsichtig ohne Sog einführen und unter Sog langsam drehend zurückziehen
- Korrekte Einführrichtung beachten – nicht nach „oben"!
- Schonende Manipulation bei Reinigung der Nasenhöhle bzw. der Nasenschleimhaut
- Häufigkeit: mindestens 1mal täglich (bei Bedarf öfter)

- Altes Pflaster und Pflasterrückstände vorsichtig vom Nasenrücken lösen
- Wundbenzin vorsichtig verwenden – **Cave: Augenreizung**
- Sanftes Entfernen der Borken mit ölgetränkten Wattestäbchen, evtl. Spülung mit diversen geeigneten Lösungen (Kamillosan, Bepanthen etc.)
- Pflegende Salbe einbringen
- Tubus/Sonde am Naseneingang spannungsfrei mit hautfreundlichem Pflaster oder speziellem Band fixieren
- Genaue Dokumentation
- Ver- und Entsorgen der Pflegeutensilien

Cave

- Läsionen/Dekubitus am Naseneingang und im Nasen-Rachen-Raum
- Blutungsgefährdete Patienten

Ohrenpflege

Reinigung und Pflege der sichtbaren Teile des äußeren Gehörganges

Pflegeprobleme

- Verhärtetes Cerumen
- Infektionsrisiko
- Eingeschränkte Hörfähigkeit
- Druckulcerationen an der Ohrmuschel

Pflegeziele

- Wohlbefinden des Patienten
- Verbesserung des Hörvermögens
- Vermeidung von Infektionen und Entzündungen
- Vermeidung von Druckulcerationen an der Ohrmuschel

Pflegemaßnahmen

- Patienten ausreichend über Pflegevorgang informieren
- Hygienerichtlinien einhalten

Vorbereiten des benötigten Materials

- Wasser und Waschlotion
- Waschhandschuh und Handtuch
- Wattestäbchen
- 0,9% NaCl, Babyöl etc.
- Abwurfbehälter

Durchführung

- 1mal täglich, bei Bedarf öfter
- Die Ohrmuschel innen und außen mit Wasser (Körperwäsche) reinigen und abtrocknen
- Starke Verschmutzungen mit ölgetränkten Wattestäbchen reinigen, „nur unter Sicht"
- Tägliche Inspektion: Druckstellen, Sekrete aus dem Gehörgang (Blut, Liquor etc.)
- Genaue Dokumentation

Cave

- Cerumen nicht in den Gehörgang hineinschieben!
- Bei Liquorrhoeverdacht – trocken und steril abdecken, Arzt verständigen
- Reinigung des nicht einsehbaren Gehörganges ist Sache des HNO-Arztes

Hörgerät

- Hörgerät richtig einstellen (Erstgespräch bzw. Angehörige befragen)
- Batterielebensdauer beachten, Gerät rechtzeitig ausschalten und im Bedarfsfall Batterie erneuern.
- Ohrstück meist abnehmbar – kann unter fließendem Wasser mit kleiner Bürste gereinigt werden
- Elektronische Teile dürfen dabei nicht feucht werden!

Pflegetechnik

Kontinuierliche arterielle Druckmessung

Kontinuierliche periphere invasive Messung des arteriellen Blutdruckes mit hoher Meßgenauigkeit (s. Abb. 8)

Pflegeziele

- Kontinuierliche arterielle Blutdruckmessung
- Blutabnahme zur Blutgasanalyse (aseptische Abnahme!)
- Evtl. Blutabnahme zur Labordiagnostik

Pflegeprobleme

- Nullpunktabgleich läßt sich nicht durchführen – System defekt?
- Monitor, Kabel, Stellung der Mehrwegehähne, Transducer etc.
- Druckanzeige falsch niedrig/hoch – Kontrolle von Nullpunkt und Transducerhöhe
- Katheterdurchgängigkeit (Aspiration) und Lage (Spitze an Gefäßwand)
- Koagelbildung im Katheter – funktionierende Spülung!
- Knickung oder Dislokation
- Gedämpfte Kurve bei Luft im Drucksystem

Pflegemaßnahmen

- ausreichende Information des Patienten
- Arterienkatheter laut Standard

Vorbereiten des benötigten Materials

- Druckbeutel 500 ml NaCl 0,9% + 5000 IE Heparin + evtl. Lokalanästhetikum (Vasospasmusprophylaxe)
- Druckmeßsystem: Set mit Transducer. Wechselweise Messung arterieller/zentralvenöser Druck bei Verwendung eines zusätzlichen Mehrwegehahnes möglich
- Monitoreinschub und Kabel
- Haltvorrichtung für Transducer

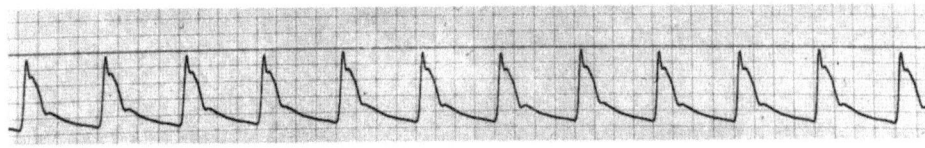

Abb. 8

Durchführung

- Luftfreies Füllen des Schlauchsystems (ohne Druck)
- Konnektieren des Systems mit dem Arterienkatheter (unter Spülen)
- Fixierung des Arterienkatheters
- Aseptischer Verband der Punktionsstelle
- Kennzeichnung des Katheters. **Cave:** versehentliche intraarterielle Injektion
- Evtl. Schienung (Kunststoffschiene, Gipslonguette etc.)
- Höhe des Transducers in Punktionshöhe
- Nullpunktabgleich
- Druck im Beutel stets auf 300 mmHg halten, damit eine kontinuierliche Spülung (ca. 3–5 ml/Std.) gewährleistet ist (Druckbeutel mit automatischer Druckregulierung verwenden)
- Intermittierendes, kurzes Spülen (Flushen) nach jeder Blutabnahme – Ischämiegefahr bei zu langer Spüldauer.
- Systemwechsel
- Katheterliegedauer – „So kurz wie möglich, solange wie nötig"
- Kontrolle der Durchblutung distal der Punktionsstelle
    Ischämiezeichen: Schmerzen, Hautfarbe/-temperatur, Veränderung der Pulsoximetriekurve

Gefahren und Komplikationen

- Thrombose und Embolie
- Eindringen von Luft
- Versehentliche i.a.-Injektion
    Arterienkatheter nicht entfernen
    Spülung mit 0,9%-NaCl
    weitere Maßnahmen nach Anordnung des Arztes
- Gefäßschäden
- Infektion – Kathetersepsis
    Entfernen des Katheters bei Infektionszeichen (Katheterspitze zur bakteriologischen Untersuchung)

Beatmung

Aufrechterhaltung oder Unterstützung der Atemfunktion mit Hilfe eines Beatmungsgerätes. Die Ventilation kann dabei unterstützend oder vollständig durch das Gerät erfolgen.

Pflegeprobleme

- Infektion (Schutzbarriere des Respirationstraktes durch Tubus gestört)
- Gefahr der Tubusdislokation (einseitige Beatmung, Extubation etc.)
- Gefahr der Tubusverlegung (Bronchialsekret, Blut)
- Große psychische Belastung, Unruhe, Hilflosigkeit, „Ausgeliefertsein"
- Kommunikationsprobleme
- Beeinträchtigte Bewegungsfreiheit

Pflegeziele

- Aufrechterhaltung einer adäquaten Lungenfunktion
- Einstellung des Gerätes nach den individuellen Notwendigkeiten des Patienten, abhängig vom Krankheitsbild (COLE, Status asthmaticus, ARDS etc.)
- Spontanatmung solange wie möglich erhalten

Behandlungs- und Pflegemaßnahmen

- Patienten über die Vorgangsweise und Konsequenzen („Sprachlosigkeit") informieren
- Hygienerichtlinien einhalten

Vorbereiten des benötigten Materials

- Handschuhe und Gesichtsmaske
- Beatmungsgerät bereitstellen und Einstellung überprüfen
- Befeuchtungsgerät (Kaskade, Wasserfallen, Thermosensor etc.)
- Absauggerät und Absaugkatheter
- Intubationsmaßnahmen laut Standard

Durchführung

Gerätebezogene Maßnahmen

- Spezielle Einstellungen am Gerät abhängig vom Krankheitsbild z.B.: Chronisch obstruktive Lungenerkrankung (COLE), Adult respiratory distress syndrome (ARDS), Infant respiratory distress syndrome (IRDS), primäres Pumpversagen etc.
- Respiratorisches Monitoring (Pulsoxymetrie, endtidales CO_2, Blutgasanalyse etc.)
- Sinnvolle Einstellung der Alarmgrenzen (Atemminutenvolumen, max. Beatmungsdruck, Sauerstoffkonzentration etc.)
- Temperatur und Füllungsstand des Befeuchters kontrollieren

Patientenbezogene Maßnahmen
- Ausreichende Analgosedierung (Scoringsystem zur Beurteilung der Bewußtseinslage – Ramsey Score)
- Ausreichende Information bei Pflegemaßnahmen (Absaugen, Lagewechsel, Änderung der Respiratoreinstellung etc.) auch bei „Bewußtlosen". Cave: Awareness – Wachheit bei scheinbarer Bewußtlosigkeit
- Nach Manipulation (Lagerung, Mundpflege etc.) Tubuslage kontrollieren – auf seitengleiche Belüftung achten
- Absaugen **nur** bei Bedarf (Auskultation – Rasselgeräusche, Anstieg des Beatmungsdruckes – „Sättigungsabfall")
- Geduld bei der Kommunikation (Symboltafeln, Abc-Tafeln, Lippensprache, Ja-nein-Fragen)
- Thoraxröntgenkontrolle
- Dokumentation der Beatmungsparameter

Komplikationen

- Zu hoher Beatmungsdruck: Barotrauma – Pneumothorax – Spannungspneumothorax (Tachycardie, Hypotonie, massive Einflußstauung, Zyanose). Rasche Entlastung lebensnotwendig, siehe Standard Bülau-Drainage und Pleurapunktion
- Tubusokklusion (Sekret, Koagel, Abknickung) – Anstieg des Beatmungsdruckes, Sättigungsabfall, Beatmung unmöglich – falls sich das Hindernis nicht entfernen läßt – rasche Umintubation
- Aspiration – ein liegender Tubus schließt eine stille Aspiration nicht aus
- Einseitige Intubation: Tubus „rutscht" nach unten – Anstieg des Beatmungsdrucks

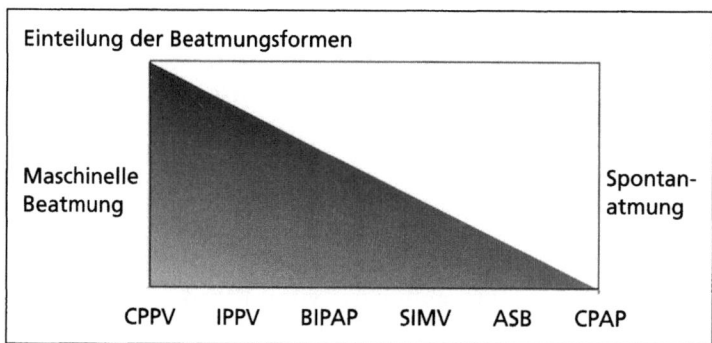

Cave

- Die Einstellung des Respirators muß an den Patienten angepaßt sein, nicht umgekehrt!
- Das Intensivpflegeteam muß inadäquate Respiratoreinstellung erkennen (z.B.: spontan atmender Patient am CPPV-Modus, Trigger inaktiviert)

Beatmung

Sonderform des Airway-Managements

- Eine Alternative zum Tubus/Trachealkanüle ist die NIB – (Nicht invasive Maskenbeatmung)
- Zur intermittierenden Atemhilfe (CPPV, ASB) bei speziellen Erkrankungen (COLE, „Muskelschwäche") über dicht sitzende Masken
- Die Masken sollten für den Patienten speziell aus plastischem Material (Dentallabor) angepaßt werden. Handelsübliche CPAP-Masken verursachen bei langer Anwendung „Druckprobleme"

„Be"atmung ist unphysiologisch
Mit der Intubation beginnt die Entwöhnung

Blasenkatheter

Einbringen eines Katheters transurethral in die Harnblase

Indikationen

- Blasenentleerungsstörungen (Prostatahypertrophie, neurologische Erkrankungen, Operationen etc.)
- Exakte Flüssigkeitsbilanzierung
- Strenge Indikationsstellung

Pflegeprobleme

- Katheterbedingte Schmerzen bei pflegerischer Intervention
- Einschränkung der Bewegungsfreiheit
- Phimose/Paraphimose

Pflegeziel

- Kontinuierlicher Harnabfluß
- Genaue Bilanzierung
- Infektionsvermeidung

Pflegemaßnahmen

- Ausreichende Information des Patienten
- Intimsphäre wahren
- Lagerung: Rückenlage, Beine aufstellen und/oder spreizen
- Intimpflege lt. Standard
- Hygienemaßnahmen einhalten

Vorbereiten des benötigten Materials

- Blasenkatheter (Silikon, Latex etc.)
  Größe: (10–16 Charriere)
  Form: Nelaton   (runde Spitze – für Frauen)
           Tiemann (gebogene, verjüngte Spitze – für Männer)
- Steriles geschlossenes Harnableitungssystem mit Tropfkammer, Rückflußventil, Punktionsstelle zur Probenentnahme, Ablaßventil am tiefsten Punkt des Auffangbeutels
- Steriles Katheterset mit: Unterlage, Nierentasse, Schale mit Tupfern und Pinzette
- Zusatzmaterial: sterile Handschuhe, Kathetergleitmittel (mit Lokalanästhetikum, 10 ml Aqua dest. zum Auffüllen des Ballons, Schleimhautdesinfektionsmittel

Blasenkatheter

Durchführung

- Zwei Pflegepersonen
- Set steril öffnen, Patientenunterlage unter das Gesäß legen
- Sterile Handschuhe anziehen
- Nierentasse zwischen die Beine stellen
- Mehrmalige Desinfektion: jeden Tupfer nur einmal verwenden
- *Bei Frauen:* eine Hand spreizt die Labien, die andere Hand desinfiziert von der Symphyse zum Anus (letzten Tupfer auf Vaginalöffnung belassen) Gleitmittel auf die Katheterspitze auftragen
- *Bei Männern:* Vorhaut zurückziehen, Penis nach oben halten, Glans und Urethraöffnung mehrmals desinfizieren, Gleitmittel in ausreichender Menge in die Harnröhre instillieren, evtl. auf Katheter auftragen und ca. 3 Minuten einwirken lassen.
- Katheter mit steriler Pinzette widerstandsfrei einführen
- Bei „Problemen" – Urologen beiziehen
- Sobald Harn abfließt, vorsichtiges Füllen des Ballons mit Aqua dest. – Katheter bis zum Blasengrund zurückziehen
- Befestigung des Ableitungssystems
- Zurückziehen der Vorhaut
- Dokumentation (Katheterart, Größe, Datum)

Pflegemaßnahmen bei liegendem Blasenkatheter

- Täglich Intimpflege – mit einer desinfizierenden Waschlotion reinigen – Inkrustierungen entfernen (Vorsicht, Katheter nicht „verschieben"!)
- Zur Gewinnung von Probenmaterial kurzfristig abklemmen, Desinfektion der Punktionsstelle, Probeentnahme mit steriler Einmalspritze
- Bakteriologische Kontrollen beim Legen, 1mal wöchentlich, vor Entfernung, bei Verdacht auf Harnwegsinfekt, vor Antibiotikagabe (bei Infektionen im Urogenitaltrakt)
- Wechsel des Ableitungssystems nur bei Katheterwechsel, Verstopfung, starker Sedimentbildung und unabsichtlicher Diskonnektion
- Wechsel des Katheters alle 14 Tage (Latex) bzw. 3 bis 4 Wochen (Silikonkatheter), bei Verlegung und Kontamination
- Das Ableitungssystem darf keinen Zug auf Urethra ausüben (z.B. am Oberschenkel fixieren)
- Ableitungssystem **„nur geklemmt"** über das Blasenniveau anheben, z.B.: Transport, Mobilisation etc.
- Dauerkatheter und Ableitungssystem nicht trennen
- Meßkammer vor Flachlegen entleeren – Funktionsstörung des bakteriendichten Luftfilters durch Harnkontakt bei Flachlegen der Meßkammer – dadurch Luftzutritt beim Abfließen des Harns in den Sammelbeutel nicht möglich – Harn kann nicht abgelassen werden – System nicht mit Nadel belüften – **„Systemwechsel"**

Entfernung des Dauerkatheters

- Durchführung: Bettschutz, Lagerung des Patienten, Handschuhe anziehen, Ballonflüssigkeit mit 20-ml-Spritze vollständig absaugen, Katheter vorsichtig zurückziehen, Intimtoilette, Dokumentation

Komplikationen

- Verletzungen (Perforation, Harnröhreneinriß bei Fehllage des Ballons etc.)
- Infektionen
- Diskonnektion
- Ableitungsstörung durch Knickung/Verstopfung
- Paraphimose
- Allergische Reaktion bei Gleitmittel mit Lokalanästhetikum

Cave

- Keine 0,9%-NaCl-Lösung zum Füllen des Ballons verwenden, Gefahr der Auskristallisation und Verlegung

---

Tips und Tricks
Ein häufiger Grund für „Harnpressen" sind Blasenkrämpfe und nicht „zu dünne Katheter". Keinen „dickeren" Katheter setzen, sondern evtl. Spasmolytika applizieren!

Bronchoskopie (Abb. 9)

Inspektion von Trachea und Bronchien

Indikationen

- Sekret, Blut und Fremdkörper in Trachea und Bronchialbaum – durch konventionelle Maßnahmen (endotracheales Absaugen) nicht zu beseitigen
- Atelektasen
- Kontrolle der Tubuslage
- Diagnostische Maßnahme (Tumor, Infektionen, Verletzungen des Tracheobronchialbaumes, Kontrolle nach Lungenresektion)
- Verschlechterung der Lungenfunktion unklarer Genese

Pflegeziele

- Vermeidung von Husten, Pressen und Bronchospasmus (Erhöhung des Beatmungsdruckes, Hypoxie/Hyperkapnie) durch adäquate Analgosedierung/Lokalanästhesie/evtl. Relaxierung.
- Durchführung von Bronchoskopie und Abnahme von Material zur bakteriologischen Untersuchung unter sterilen Bedingungen

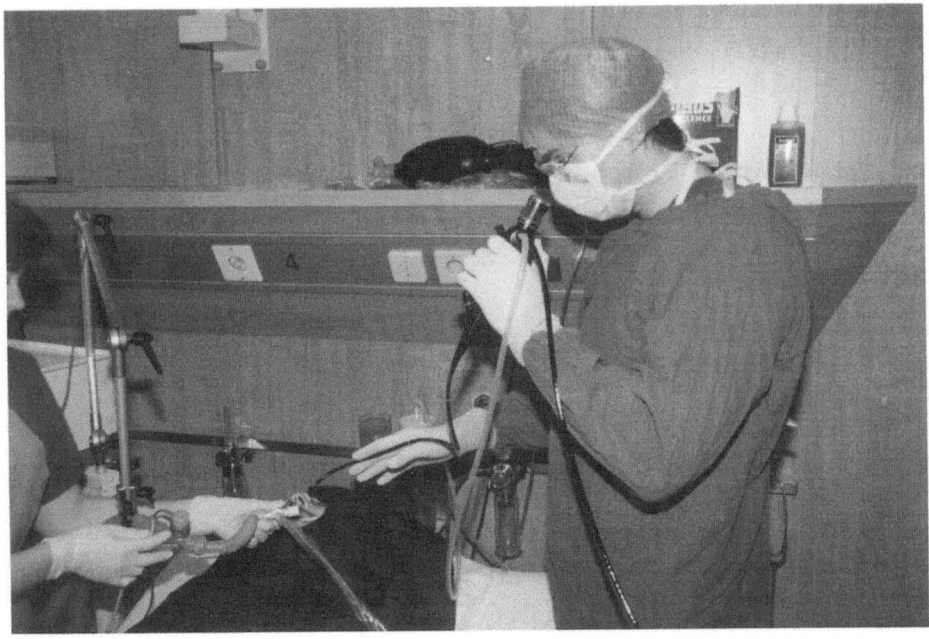

Abb. 9

Pflegemaßnahmen

- Ausreichende Information des Patienten
- Hygienerichtlinien einhalten

Vorbereiten des benötigten Materials

- Bronchoskop und Lichtquelle
- Spezieller Tubuskonnektor zur Bronchoskopie
- Lokalanästhesiespray
- Antibeschlagmittel
- Gleitmittel
- Beißschutz
- Sterile Abdecktücher
- Sterile Tupfer
- Absaugeinrichtung (Funktionskontrolle)
- NaCl 0,9%
- Spritzen zur Lavage
- Abnahmematerial für mikrobiologische und zytologische Untersuchung
- Abwurfbehälter

Durchführung (bei intubierten Patienten)

- Rückenlage, Oberkörper erhöht lagern
- Analgosedierung, Lokalanästhesie über Bronchoskop
- Hilfeleistung bei der Bronchoskopie (Sichern des Tubus, Reinigen der Optik etc.)
- Beobachtung des Patienten
- Monitoring: Pulsoxymetrie, EKG, Blutdruck, Respiratorfunktion

Versorgung des Materials

- Reinigung und Überprüfung des Bronchoskops
- Dichtigkeitsprüfung

Komplikationen

- Tubusdislokation
- Schleimhautverletzung
- Blutung
- Perforation
- Hypoxämie, Hyperkapnie
- Barotrauma
- Herzrhythmusstörungen
- „Bißverletzungen" des Bronchoskops

Bülau-Drainage

Die Bülau-Drainage ist eine Drainage des Thorax, die zum Entfernen von Luft und Flüssigkeiten aus dem Pleuraraum verwendet wird

Pflegeprobleme

- Diskonnektion, Abknicken des Schlauchsystems
- Schmerzen
- Infektionsgefahr (Haut, Pleuraraum)
- Bewegungseinschränkung
- Psychische Probleme (Unsicherheit, Angst etc.)

Pflegeziele (Abb. 10)

- Fortlaufende Entleerung von Luft- und Flüssigkeitsansammlung im Pleuraraum (Erguß, Blut und Eiter)
- Entlastung eines Spannungspneumothorax (Lebensgefahr)
- Verbesserter Gasaustausch
- Vermeidung von Infektionen
- „Erleichterung der Atmung"

Behandlungs- und Pflegemaßnahmen

- Patient ausreichend informieren
- Lagerungen:
  - Liegende Position: Pneumothorax und Fluidothorax (Flüssigkeitsansammlung im Pleuraraum)
  - Sitzende Position: bei Pleurapunktion

Vorbereiten des benötigten Materials (Abb. 11)

- Sterile Handschuhe und Mantel, Gesichtsmaske und Haube
- Desinfektionsmittel
- Waschset, sterile Tücher
- Lokalanästhetikum
- Spritze, Nadel
- Trokar mit Schlauchsystem
- Skalpell
- Ableitungsschlauch und Zwischenstück für Bülau-Flasche
- Evtl. geschlossenes Ableitungssystem
- Evtl. Vakuumanschluß mit Feinsogregulierung
- Entsprechende Füllmenge (ca. 500 ml steriles Aqua dest.)
- Nahtmaterial
- Schere, Nadelhalter
- Verbandmaterial
- Abwurfbehälter

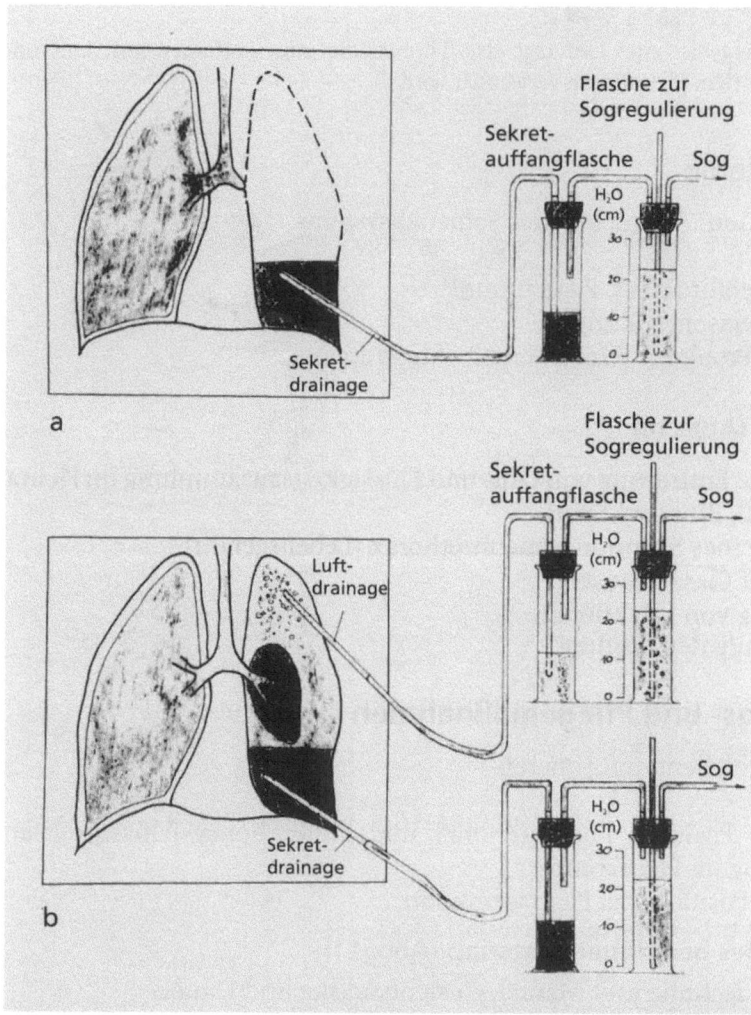

Abb. 10

Durchführung

- Aseptische Vorgangsweise
- Punktionsstelle desinfizieren und steril abdecken
- Lokalanästhetikum verabreichen
- Hautschnitt mit Skalpell durchführen
- Mit dem Trokar Punktion der Pleurahöhle, Entfernung des Trokars, Einführen des Drains, konnektieren des Drainageschlauches mit dem Ableitungssystem, Schlauch fixieren, U-Naht vorlegen für Wundabdichtung nach Drain-Entfernung und Konnektionsstelle mit Pflaster sichern
- Steril verbinden
- Thorax-Röntgen

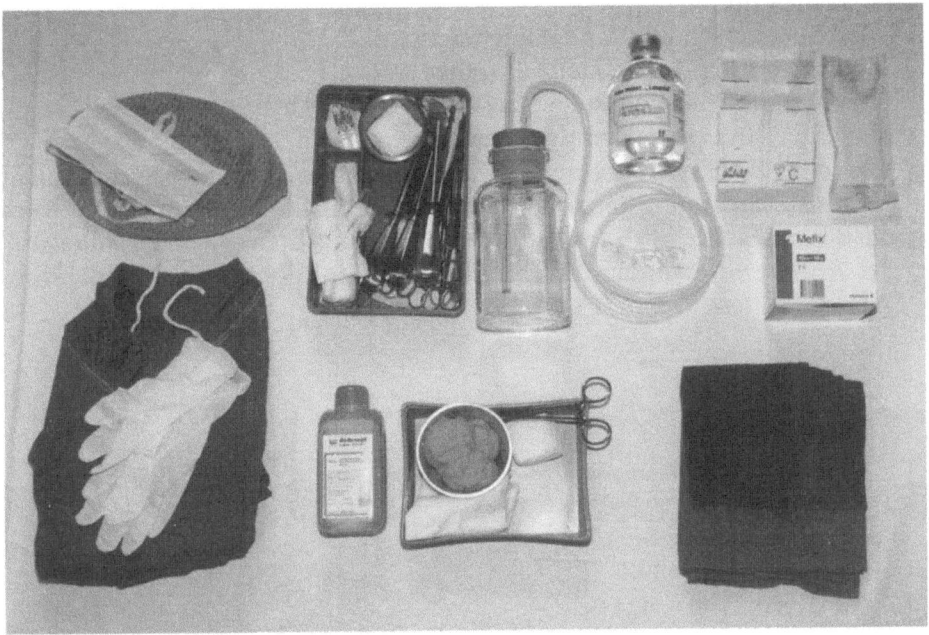

Abb. 11

- Material ver- und entsorgen
- Funktion erkennt man an atemsynchroner Flüssigkeitsschwankung im ableitenden Schlauchsystem – „die Bülau-Drainage spielt"
- Drainage bei Okklusion „melken" (Rollerklemme)
- Menge und Aussehen des Sekrets dokumentieren
- Physiotherapie – Atemgymnastik
- Allfälligen Hustenreiz therapieren

Entfernung des Drains

- Thorax-Kontrolle
- Vorgangsweise laut Arztanweisung (vor Entfernung evtl. abklemmen)
- Patient soll tief einatmen und die Luft anhalten
- Katheter rasch entfernen und Einstichstelle sofort mit vorgelegter U-Naht luftdicht verschließen, evtl. Folienverband

Komplikationen (Abb. 12)

- „Bülau-Drainage spielt nicht mehr"
    - positiv – Lunge entfaltet
    - negativ – Okklusion (Stenose durch Knickung, Koagel, Sekretpfropfen)
- **Spannungspneumothorax** – wenn Luft aus der Lunge austritt und das Drain okkludiert ist (Transport mit geklemmtem Drain!)

- Diskonnektion
  - bei Spontanatmung: **Kollabieren der Lunge!**
  - bei Beatmung: **Lunge bleibt entfaltet**
- Infektion der Punktionsstelle bzw des Pleuraraumes
- Blutungen (Intercostalgefäßverletzung)
- Vorsicht bei Transport eines spontan atmenden Patienten; System nicht klemmen (Spannungspneumothorax) – nur falls bei Lagerungsmanövern die Bülau-Flasche über das Patientenniveau angehoben werden sollte!
- Bei Anheben der Bülau-Flasche über das Punktionsniveau – Rückflußgefahr – System zweimal klemmen

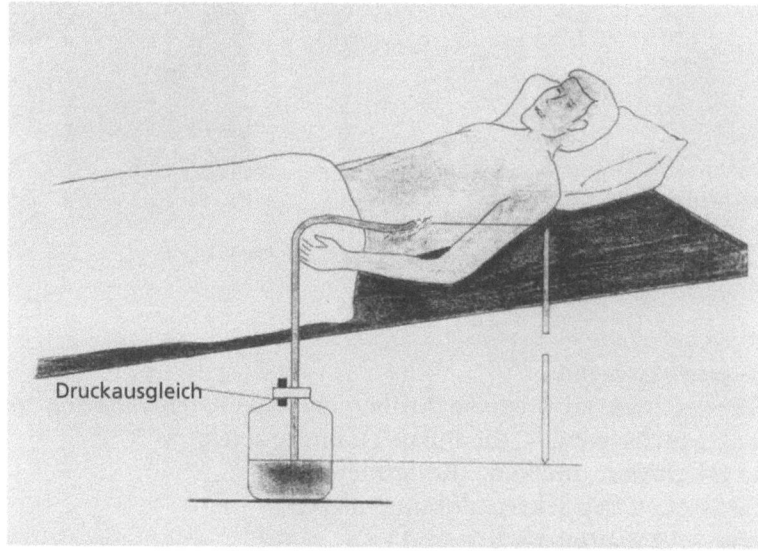

Abb. 12

Tips und Tricks
Bei Bruch einer Bülau-Flasche ⇨ Patienten husten lassen und anschließend klemmen

Darmeinlauf

Dient der Reinigung und Entleerung des Darmes bei Darmatonie, Entzündungen oder zur diagnostischen und präoperativen Vorbereitung

Pflegeprobleme

- Verletzungsgefahr (Darmperforation, Hämorrhoidalblutung etc.)
- Schmerzen
- Schamgefühl

Pflegeziele

- Anregung der Peristaltik
- Darmentleerung
- Darmreinigung
- Verabreichung von Medikamenten (Resonium etc.)

Behandlungs- und Pflegemaßnahmen

- Patient ausreichend informieren und in richtige Lage bringen
- Hygienerichtlinien einhalten

Vorbereiten des benötigten Materials

- Irrigator
- Spüllösung (z.B. Wasser mit 2–5 ml Kamillentee, 1 EL Salz, Schmierseife oder Klistier)
- Darmrohr mit Vaseline einfetten (evtl. Darmrohr mit Cuff)
- Einweghandschuhe, Schürze
- Wäscheschutz, Zellstoff
- Bettschüssel

Durchführung

- Einlauf vorbereiten. Schlauch luftleer machen
- Handschuhe anziehen
- Lösung 1–1,5 m über dem Patienten aufhängen
- Richtige Lagerung – Bett flachstellen, Linksseitenlage (wenn möglich), angezogene Knie, evtl. nach ca. der Hälfte des Einlaufes – Rechtsseitenlage
- Darmrohr unter leichtem Drehen und ohne Kraftanwendung möglichst tief in das Rektum einführen
- Darmrohr und Irrigatorschlauch anschließen, Klemme öffnen, Flüssigkeit langsam einfließen lassen
- Patient beobachten und nach Befinden fragen. Bei Schmerzen und „Nicht halten können" Einlauf abbrechen
- Darmrohr entfernen – Patient zum Halten der Einlaufflüssigkeit auffordern
- Material ver- und entsorgen
- Patient zur Darmentleerung lagern

Darmrohr einlegen

- Wird zur Entlastung des Enddarmes von Gasen und Stuhl gelegt; evtl. liegen lassen. Liegedauer nach Produkt und Arztanweisung, evtl. Abflußbeutel anschließen und auf Patientenniveau aufhängen

Komplikationen

- Perforation
- Blutungen

Cave

- Tumore, Hämorrhoiden, Fissuren, Divertikel, Entzündungen
- Ulcerationen durch liegendes Darmrohr möglich

Dekubitus

Pflege und Behandlung bei langsam heilenden, kompressiv ischämischen Hautläsionen

Risikofaktoren für die Entstehung eines Dekubitus

- Komatöse Zustände
- Paralyse (Sensibilitätsstörungen, Para-/Hemiplegie, Multiple Sklerose)
- Schock (cardiogen, hypovolämisch, septisch)
- Arterienverschluß
- Kontrakturen, Katatonie
- Kachexie
- Dehydration
- Anämie

Zusätzliche Faktoren

- Fieber
- Operative Eingriffe (lagerungsbedingt)
- Sedativa – Überdosierung
- Stoffwechselerkrankungen (z.B. Diabetes mellitus)
- Inkontinenz
- Intertrigo („feuchte Kammer" in der Genital- und Analregion)
- Immobilität
- Schwere Depressionen – Stupor
- Gipsverbände

Prädilektionsstellen

- Ohrmuschel, Mundwinkel, Nasenflügel
- Wirbelsäule (Dornfortsätze), Schulterblatt, Occipital, Präsacral, Ferse, Ellbogen, Trochanter, Knie, Knöchel

Einteilung der Stadien

- *Stadium I – Rötung*
  Starke Rötung der betroffenen Hautstelle, verursacht durch die Dilatation der Arteriolen. Ein lokales Ödem wird durch eine erhöhte Kapillarpermeabilität hervorgerufen

- *Stadium II – Blasenbildung*
  Durch Zunahme des Ödems hebt sich die Epidermis von der Papillarschicht ab, Sekret füllt diesen Raum aus, es kommt zur Blasenbildung

- *Stadium III – Hautdefekt ohne Nekrose*
  Hautschädigung reicht bis zum Periost, Muskel- und Sehnenanteile sind

mitbetroffen. Ein Exsudat überzieht die Wundfläche. Häufig bakterielle Infektion

- *Stadium IV – Nekrose*
Trockene Nekrose, blauschwarz gefärbt. In den tieferen Schichten kommt es häufig zu Gewebsuntergang mit Taschenbildungen. Häufig Knochenbeteiligung (Osteomyelitis). Nährboden für pathogene Keime – Sepsisquelle!

Behandlungsprinzip nach Dekubitusstadien

Stadium I
- Vollständige Druckentlastung durch regelmäßigen Lagewechsel
- Hautpflege mit Pflegelotion/Salben (Hirschtalg, Pelsano, Bepanthen etc.)
- Sorgfältige Hautreinigung nach Ausscheidungen
- Stadium I vollständig reversibel

Stadium II
- Hautblasen sollten vor Spontaneröffnung entweder unter Belassung der Blasendecke steril abpunktiert oder abgetragen werden
- Eröffnete Hautblasen mit desinfizierenden Lösungen (Betaisodona-Lösung) ca. 3mal täglich bis zur Austrocknung der Läsion versorgen
- Trocken verbinden

Stadium III
- Druckentlastung – Basismaßnahme
- Wundreinigung mit 0,9%-NaCl-Lösung etc. Bei starker Sekretion, bei schmierig fibrinösen Belägen Reinigung mit enzymatischen Wundreinigungsmitteln (Fibrolansalbe, Leukase, Puder, Iruxolum-Salbe, Varidase-Gel etc.)
- Bei „reiner Wunde" granulationsfördernde Maßnahmen: Solcoseryl-Salbe
- Hydrokolloidverbände sind in jedem Stadium sinnvoll – Anwendung nach Herstellerempfehlungen

Stadium IV
- Drucknekrosen werden bis zum „gesunden Gewebe" chirurgisch abgetragen
- Weitere Behandlungen siehe Stadium III

Die Vakuumpumpe (Mediscus) kann als zusätzliche Therapiemöglichkeit bei Stadium III und IV, vor allem bei Wundhöhlenbildung, eingesetzt werden

Drainagen

Eine Drainage dient zur Ableitung von Sekreten aus dem Körperinneren (Kunststoffrohr, Gummirohr, Gazestreifen etc.)

Pflegeziel

- Freier Abfluß von Körper- und Spülflüssigkeiten oder Gasen
- Wechsel nach Hygienevorschriften, wenn Redonflasche voll oder kein Sog mehr vorhanden!
- Zur besseren Beurteilung der Sekretmenge bzw Sekretzusammensetzung (Blut, Darminhalt, Eiter etc.) evtl. 24 stündlicher Wechsel)

Pflegeprobleme

- Verstopfte Ableitungen
- Hautreizungen
- Kein Sog (bei Redonflaschen kein Vakuum, Klemme nicht geöffnet oder undicht)
- Überfüllte Beutel und Redonflaschen

Pflegemaßnahmen

- Ausreichende Information des Patienten und richtige Lagerung
- Aseptische Vorgangsweise

Vorbereiten des benötigten Materials

- Handschuhe
- Hautdesinfektionsmittel
- Frischer Drainbeutel, Redonflasche
- Klemme
- Verbandsmaterial

Durchführung

- Verband entfernen
- Einstichstelle desinfizieren
- Beurteilung und Dokumentation (Entzündungszeichen, Blutung, Verkrustungen, Draindislokation etc.)
- Drain abklemmen
- System trennen
- Desinfektion der Konnektionsstellen
- Redonflasche oder Beutel mit Drainage verbinden
- Vakuum „aktivieren" und Klemme öffnen
- Behälter am Bett befestigen
- Material entsprechend ver- und entsorgen
- Dokumentation (regelmäßige Mengenkontrolle)

Komplikationen

- Diskonnektion
- Verstopfung der Drainage (Koagelbildung)
- Hoher Blutverlust durch Vakuum
- Dislokation des Drains

Endotracheales Absaugen

Absaugen von Bronchialsekret aus den oberen Atemwegen

Pflegeprobleme
- Gefahr einer Infektion durch unsterile Arbeitsweise
- Zeit- und Personalproblematik

Indikationen
- Sekret sichtbar oder hörbar
- Vor Extubation

Pflegeziele
- Atemwege frei von Bronchialsekret
- Vermeidung der Keimeinschleppung
- Durchgängiger Tubus

Behandlungs- und Pflegemaßnahmen
- Patienten ausreichend über Pflegevorgang informieren
- Hygienerichtlinien einhalten
- Evtl. Magensekret ableiten, um Aspiration zu vermeiden

Vorbereitung des Materials
- Sterile Handschuhe und Mundschutz
- Schürze
- Steriler Absaugkatheter, evtl. geschlossenes Absaugsystem (Abb. 13)
- Cuffdruckmeßgerät und Stethoskop
- Sterile Tupfer und NaCl 0,9%
- Evtl. ein steriles Abdecktuch
- Abwurfbehälter

Durchführung
- Mundpflege durchführen lt. Standard
- Absauganlage überprüfen
- Mind. 1 min. 100%-O_2-Gabe
- Verpackung der Handschuhe und Absaugkatheter steril öffnen
- Katheter mit Absauganlage verbinden
- Schürze, Mundmaske, (Schutzbrille) und sterile Handschuhe anziehen
- Günstig: steril abdecken
- Absaugposition einnehmen
- Eine Pflegeperson diskonnektiert Tubus und Ansatzstück und reinigt das Ansatzstück mit sterilem in NaCl getränkten Tupfer, die andere Pflegeperson saugt ab

- Katheter ohne Sog einführen – leicht drehend – bis ein Widerstand zu spüren ist – etwa 1 cm zurückziehen, bei Bedarf (ca. 6stdl.) Cuff entlasten, und unter leichtem Drehen und Saugen langsam herausziehen (nicht länger als 30 Sekunden)
- Inspektion des Sekretes
- Nach neuerlicher Reinigung wieder konnektieren
- Cuff neuerlich aufblocken (20–30 mbar)
- Mit Stethoskop auf gleichseitige Lungenbelüftung kontrollieren
- Evtl. 100% O_2 nachsättigen
- Saugschlauch mit Spüllösung reinigen
- Ver- und Entsorgen der Pflegeutensilien
- Genaue Dokumentation (Menge, Aussehen, Konsistenz, Zeit)

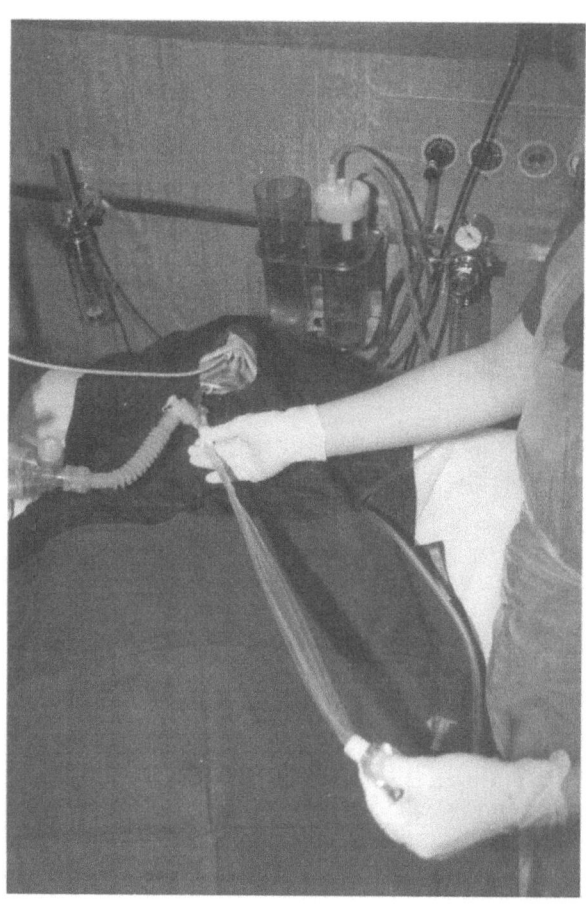

Abb. 13

Cave

- Verletzungen, Saugstraßen
- Überblähen mit dem Beatmungsbeutel vermeiden
- Stille Aspiration
- Hypoxie
- Herzrhythmusstörungen
- Dislokation des Tubus
- Bronchospasmus
- Erhöhung des intracraniellen Druckes

Tips und Tricks

Ansatzstück auf sterile Innenseite der Handschuhverpackung ablegen – Hygiene!

Gastroskopie

Endoskopische Inspektion von Ösophagus, Magen und Duodenum

Indikationen

- Diagnostik von Gastrointestinalerkrankungen: Inspektion, Entnahme von Gewebeproben – Abstrichen etc.
- Therapie von Blutungen (Ösophagusvarizen, Ulcus ventriculi et duodeni etc.)
- Entfernung von Fremdkörpern
- Zum Anlegen einer Perkutanen Endoskopischen Gastrostomie

Pflegeprobleme

- Angst vor der Untersuchung
- Irritation des Mund- und Rachenbereiches
- Brechreiz, Erbrechen und Gefahr der Aspiration
- Atemnot
- Sedierungsbedingte Probleme: Atemdepression, Aspiration, Oxygenierungsstörung etc.

Pflegeziele

- Ausreichende Information des Patienten
- Hygienerichtlinien einhalten

Pflegemaßnahmen

Vorbereitung des Patienten

- Nüchternheit (6 Stunden)
- Sicherer venöser Zugang
- Blutbild, Gerinnung, Blutgruppe-Bestimmung bei Bedarf
- Pulsoxymetrie, Blutdruck, EKG
- Zahnprothesen entfernen
- Anästhesie des Mund- und Rachenraumes
- Linksseitenlage

Vorbereiten des benötigten Materials

- Handschuhe
- Schürze/Gesichtschutz
- Absaugeinheit, Intubationsset, Beatmungsbeutel (Funktionskontrolle)
- Gastroskop und Lichtquelle (Funktionskontrolle)
- Proberöhrchen (Histologie, Bakteriologie)
- NaCl 0,9% zur Spülung
- Einmalspritzen

Gastroskopie

- Gleitmittel
- Beißschutz
- Antibeschlagmittel
- Medikamente: Sedativa, Analgetika, Aethoxysklerol®, Adrenalin, Ulcogant®, SAB-Simplex®, Entschäumer
- Zellstoff/Nierentasse

Durchführung

- Linksseitenlage, Oberkörper leicht erhöht
- Analgosedierung
- Lokalanästhesie
- Assistenz während der Gastroskopie (Beißschutz sichern, Spülung, Zureichen von Spezialinstrumenten, Versorgung von histologischen und bakteriologischen Proben etc.)
- Beobachtung und Betreuung des Patienten
- Monitoring: Pulsoxymetrie, EKG, Blutdruck

Versorgung des Materials

- Reinigung und Überprüfung des Gastroskops
- Dichtigkeitsprüfung

Nachsorge des Patienten

- Überwachung der Vitalfunktionen
- Dokumentation: Datum und Uhrzeit, Medikamentendosierung, Vitalparameter, Probenentnahme etc.
- Nahrungskarenz für einige Stunden (Störung der Schutzreflexe durch Analgosedierung und Lokalanästhesie)
- **Cave:** Komplikationen, wie z.B. Perforation, Blutung, Schmerz

Komplikationen

- Schleimhautverletzungen
- N.-vagus-Reiz mit Bradycardie, evtl. Asystolie
- Brechreiz und Erbrechen
- Ösophagus-, Magen- oder Darmperforation
- Respiratorische Insuffizienz (Analgosedierung!)
- „Bißverletzungen" des Gastroskops

Infusionen

Einbringen von Flüssigkeiten in periphere oder zentrale Venen

Pflegeprobleme

- Infusionsgeschwindigkeit:
  - bei zu langsamer Infusion: Wirkungsverlust bei speziellen Medikamenten (z.B. Antibiotika), inadäquater Plasmaspiegel
  - bei zu rascher Infusion: Volumenüberlastung mit cardialer Dekompensation, pharmakologische Nebenwirkungen (Übelkeit, Venenschmerzen bei kaliumhältigen Infusionen, Hitzegefühl etc.)
- Verwechslungen: Infusionslösungen, Medikamente, Applikationsort

Pflegeziele

- Ausreichende Information des Patienten
- Hygienemaßnahmen einhalten
- Spezielle Vorsichtsmaßnahmen bei Zytostatikazubereitung!

Pflegemaßnahmen

Vorbereiten des benötigten Materials

- Handschuhe, evtl. Gesichtsmaske
- Infusionslösung
- Medikamente
- Infusionsbesteck, Einmalspritzen, Dreiwegehahn
- Tupfer, Desinfektionsmittel
- Aufhängevorrichtung
- Motorspritze/Infusionspumpe

Durchführung

- Flasche auf Unversehrtheit prüfen
- Infusionslösung: auf Trübung und Schwebstoffe achten
- Verschlußkappe entfernen, Desinfektion des Gummipfropfens (Einwirkzeit ca. 30 Sekunden)
- Evtl. Medikamentenzugabe
- Kontrolle: Medikament, Patient, ärztliche Verordnung, Zeitpunkt!
- Infusionslösungen unmittelbar vor Verabreichung zubereiten – Sterilität!
- Infusionsgerät einstechen, blasenfrei füllen
- Infusionsgeschwindigkeit einstellen (Rollerklemme, Tropfenzähler, Infusionspumpe)

Infusionen

- Richtwert

Bei wäßrigen Lösungen	1 ml enthält 20 gtt	
z.B. 1 gtt/Sekunde	180 ml/h	4320 ml/d

- Anschließen der Infusion unter Berücksichtigung der hygienischen Maßnahmen
- Infusionsrelevante Parameter überwachen:
  - Flüssigkeitsbilanz
  - ZVD
  - Klinische Zeichen: Hautturgor, Durst, cardiale Dekompensationszeichen (Hüsteln, spastische Rasselgeräusche)
  - Laborwerte kontrollieren: Elektrolyte, Blutgasanalyse, Blutbild, Osmolarität, kolloidosmotischer Druck etc.
- Dokumentation (Beginnzeit, Menge, evtl. Chargennummer etc.)
- Bei Komplikationen Infusion stoppen – Arzt verständigen!
- Tägliches Wechseln der Infusionssysteme mit sämtlichem Zubehör
- Desinfektion der Ansatzstücke bei Diskonnektion
- Lichtempfindliche Medikamente schützen („dunkle" Perfusorspritzen und Aufhängebeutel)

Cave

- Paravenöse Infusion, Gewebsschäden (Kalium!)
- Diskonnektion – Luftembolie (zentralvenös), Blutungen
- Infektionsgefahr

Injektionen

Verabreichung eines Medikamentes mit Spritze und Hohlnadel

Subcutane Injektion

Injektionsort

- Körperregionen mit ausgeprägter Subcutis (Oberschenkel, Oberarm, Bauchdecke)

Indikationen

- Thromboseprophylaxe, Insulintherapie etc.

Pflegeziele

- Ausreichende Information des Patienten
- Hygienerichtlinien einhalten

Pflegemaßnahmen

Vorbereiten des benötigten Materials
- Feine Kanüle (20–24 G)
- Spritze: Insulinspritze, Fertigspritze oder 2-ml-Spritze
- Zellstofftupfer mit Desinfektionsmittel

Durchführung
- Händedesinfektion
- Kontrolle Patient/Medikament/ärztliche Anordnung/Allergien?
- Mit Daumen und Zeigefinger Hautfalte bilden – unmittelbar vor der Punktion kurz zusammendrücken – reduziert Schmerzempfinden
- Hautdesinfektion – Einwirkzeit beachten – 30 Sekunden!
- Im Winkel von etwa 45° zur Haut ca. 2 cm tief einstechen
- Nicht aspirieren – keine Gefäße in der Subcutis vorhanden – Gewebeschäden durch Aspiration möglich
- Langsam injizieren
- Mit trockenem Tupfer durch Kreisbewegungen Medikament verteilen – nicht bei Heparin – Hämatombildung

Intracutane Injektion

Injektionsort

- Bei entsprechender Indikation ubiquitär

Indikation

- Impfungen, Allergietests, Quaddelung zur Schmerztherapie, Testung der zellvermittelten Immunität – (Multitest)

Pflegeziele

- Ausreichende Information des Patienten
- Hygienerichtlinien einhalten

Pflegemaßnahmen

Vorbereiten des benötigten Materials

- Intracutane Nadel
- Spritze
- Zellstofftupfer und Desinfektionsmittel

Durchführung

- Händedesinfektion
- Kontrolle Patient/Medikament/ärztliche Anordnung/Allergien?
- Haut spannen
- Hautdesinfektion
- Flacher Einstichwinkel
- Medikament langsam injizieren – Quaddelbildung
- Bei Allergietests – Stelle mit Stift markieren, 48–72 Stunden nicht berühren
- Multitest – Anwendung nach Vorschrift

Intramuskuläre Injektion

Injektionsort

- Intragluteal: Patient in entspannte Seitenlage bringen, Knie leicht anwinkeln, Dreieck zwischen Spina iliaca, Crista iliaca und Trochanter major – Stichrichtung 90°
- M. deltoideus: ca. 5 cm unterhalb des Acromion
- M. quadriceps femoris/vastus lateralis: bevorzugte Lokalisation bei Kindern und Säuglingen

Indikation

- Medikamente mit Depotwirkung, Alternative zur i.v.-Therapie (schlechter Venenzustand), Impfungen etc.

Pflegemaßnahmen

- Ausreichende Information des Patienten
- Hygienerichtlinien einhalten

Vorbereiten des benötigten Materials

- i.m.-Kanüle
- Spritze
- Zellstofftupfer und Desinfektionsmittel

Durchführung

- Händedesinfektion
- Kontrolle Patient/Medikament/ärztliche Anordnung/Allergien?
- Nach dem Einstechen, vor Injektion, aspirieren – wird Blut aspiriert, erneute Injektion an anderer Stelle („leichter Schlag" unmittelbar vor dem Einstechen reduziert Schmerzen)
- Mit Blut vermischtes Medikament neu aufziehen
- Bei Knochenkontakt Nadel 1 cm zurückziehen
- Medikament langsam injizieren
- Nadel rasch entfernen – Injektionsort mit einem trockenen Tupfer versorgen – evtl. Pflaster

Intravenöse Injektion

Injektionsort

- Unterarm, Handrücken, Ellenbeuge, Fußrücken oder Schädelvenen bei Säuglingen

Indikation

- Notwendigkeit einer raschen Medikamentenwirkung
- Nur für i.v.-Applikation zugelassene Medikamente injizieren!

Pflegeziele

- Ausreichende Information des Patienten
- Hygienerichtlinien einhalten

Pflegemaßnahmen

Vorbereiten des benötigten Materials

- Zellstofftupfer und Desinfektionsmittel
- Spritze
- Butterfly, Hohlnadel
- Staubinde oder RR-Manschette
- Unterlage (Wäscheschutz)

Durchführung

- Händedesinfektion
- Kontrolle Patient/Medikament/ärztliche Anordnung/Allergien?

Injektionen

- Stauung anlegen
- Muskelpumpe aktvieren, „Beklopfen der Injektionsstelle", dadurch günstigere Punktionsmöglichkeit, evtl. warmes Handbad
- Hautdesinfektion – Einwirkzeit beachten (30 Sekunden)
- Punktion der Vene
- Lagekontrolle durch Aspiration
- Staubinde öffnen
- Langsame Injektion des Medikamentes, Verdünnung je nach Vorschrift
- Nadel entfernen – Punktionsstelle komprimieren – evtl. Arm hochlagern und Verband anlegen
- Während und nach der Injektion Patientenbeobachtung – Vitalzeichenkontrolle, paravenöse Injektion, Übelkeit, Schwindel, allergische Reaktionen, Schmerzen, Hitzegefühl, Schüttelfrost, Nachbluten

Kontraindikationen

- Störung der Hautdurchblutung
- Entzündungen, Ödeme oder Hautkrankheiten im Injektionsgebiet
- Keine i.m.-Injektionen
  - bei Herzinfarkt – falsch hohe CK-Werte
  - bei Gerinnungsstörungen – Hämatombildung

Cave

- Stichverletzungen – „Don't recap"
- Mangelhaftes Wissen über Wirkungen und Nebenwirkungen von Medikamenten

Intubation

Einführen eines Tubus in die Trachea

Pflegeprobleme

- Verletzungsgefahr: Zähne, Choanen, Schleimhaut, Kehlkopf, Trachea

Pflegeziele

- Korrekte Tubuslage – optimaler Cuffdruck
- Tubusdurchgängigkeit
- Sichere, spannungsfreie Tubusfixierung

Pflegemaßnahmen

- Ausreichende Information des Patienten
- Zahnprothesen entfernen
- Nüchternheit: „Wann haben Sie das letzte Mal gegessen und getrunken?" – Aspirationsgefahr!
- Hygienerichtlinien einhalten

Vorbereiten des benötigten Materials (Abb. 14)

- Beatmungsbeutel mit Maske und O_2-Zufuhr
- Laryngoskop (Überprüfen der Lichtquelle)
- Magill-Zange
- 2 Tuben (zur Sicherheit ein Ersatztubus) + Einführungsdraht
- Absaugeinheit (Funktionskontrolle!!)
- „Blockerspritze"/Cuffdruckmeßgerät
- Cuff mit „Blockerspritze" auf Dichtheit prüfen
- Gleitmittel
- Stethoskop
- Material zur Tubusfixierung (Haltebänder, Pflaster etc.)
- Narkotikum, Analgetikum, Muskelrelaxans, evtl. Vagolytikum

Durchführung (Abb. 15)

- Patient in Rückenlage
- Kontinuierliche Vitalzeichenkontrolle
- Absauggerät/Katheter bereithalten
- Patienten präoxygenieren
- Medikamente verabreichen
- Bis zur vollständigen Muskelrelaxierung mit Beatmungsbeutel beatmen
- Laryngoskop und Tubus
- Assistenz bei Intubation (Mundwinkel wegziehen, durch Druck auf den Kehlkopf Position verbessern etc.)
- Cuff blocken (Kontrolle mittels Cuffdruckgerät)

Intubation

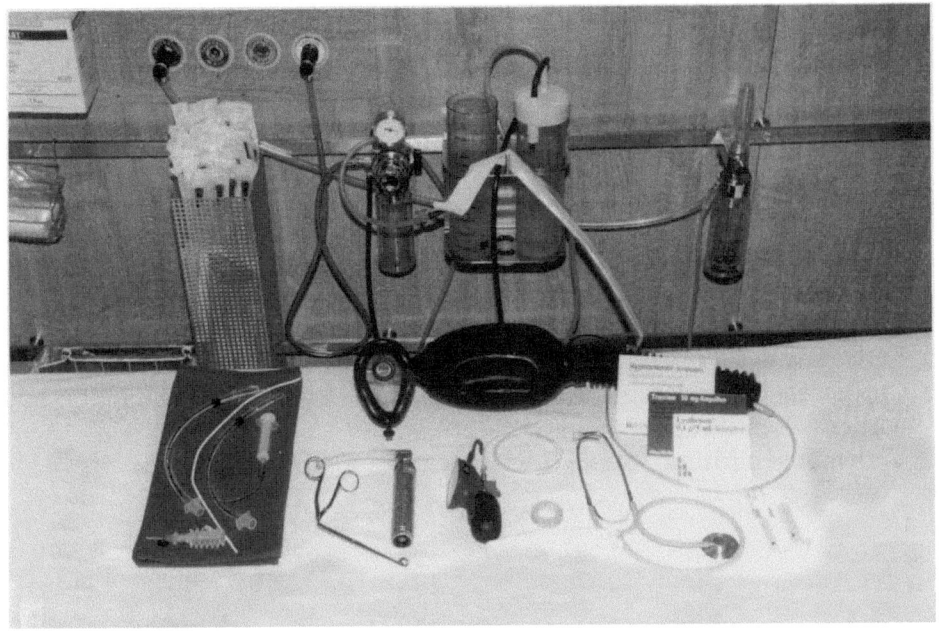

Abb. 14

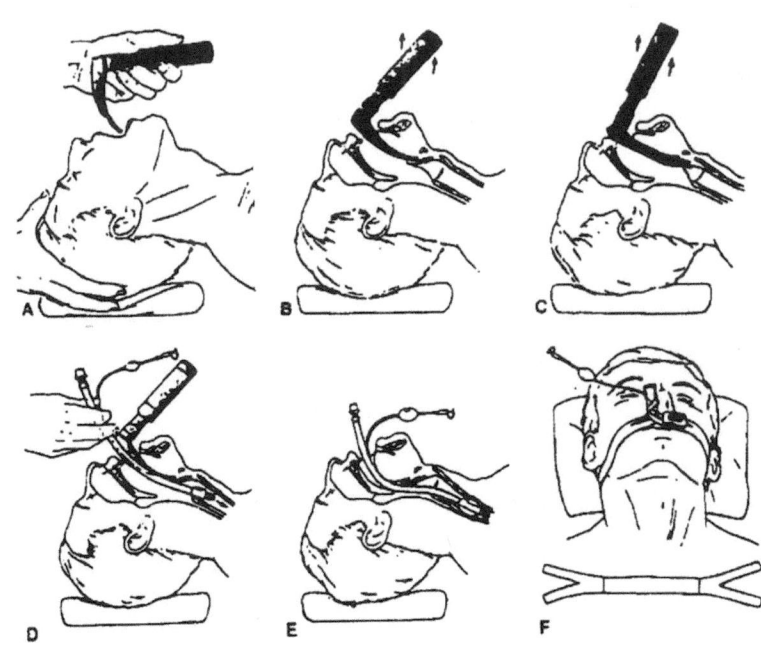

Abb. 15

- Korrekte Tubuslage durch Auskultation überprüfen
- Tubus fixieren
- Dokumentation: Tubusgröße, Markierung (Zahnreihe), Mundwinkel (rechts – links), Cuffdruck
- Evtl. Trachealsekret/Bakteriologie

Komplikationen

- Aspiration
- Tubusdislokation
- Tubusfehllage
- Verlegung des Lumens durch Koagel, Sekret etc.
- Cuffhernie (Überblähung des Ballons kann Verlegung der Tubusspitze bewirken – Ventilwirkung!)
- Verletzungen Mund-, Nase-, Rachenbereich, Kehlkopf, Trachea

Elektrische Kardioversion

Rhythmusumkehr mittels Elektroschocks – Ziel: Sinusrhythmus

Pflegeprobleme

- Leichte Verbrennungen
- Angst vor der Behandlung
- Rhythmusstörungen verursachen Beklemmungsgefühle

Pflegeziele

- Rhythmusumkehr – Sinusrhythmus
- Hautläsionen vermeiden
- Angstfreiheit – Wohlbefinden des Patienten

Pflegemaßnahmen

- Ausschluß von Kontraindikationen
    Unkorrigierte Elektrolytentgleisungen (Kalium)
    Digitalisintoxikation (Spiegelkontrolle!)
    Ausreichende Antikoagulation bei Vorhofflimmern > 48 Stunden
- Exakte EKG-Diagnostik
- Medikamentenanamnese
- Allergieanamnese
- Ausreichende Information des Patienten
- Falls medizinisch vertretbar, Nüchternheitsgrenzen einhalten – 6 Stunden keine feste Nahrung – 4 Stunden keine Flüssigkeiten
- Sicherer venöser Zugang

Vorbereiten des benötigten Materials

- EKG-Monitor, Pulsoximeter, Blutdruckmeßgerät
- Defipads oder Kontaktgel
- Kardioversionsgerät (Defibrillator)
- EKG-Elektroden
- Intubationsmaterial – Beatmungsbeutel

Durchführung

- 12-Ableitungs-EKG schreiben
- EKG-Kabel zur Synchronisation am Kardioverter anstecken: eindeutige EKG-Kurve zur Synchronisierung **unbedingt** erforderlich
- Defipads auf Rückenschockelektrode (links, paravertebral in Höhe unterer Scapulabereich) und Frontschockelektrode (rechts, parasternal etwa in Höhe des 2./3. ICR) anlegen
- Kurznarkotikum (Diprivan, Hypnomidate – Ietzteres ist bei hochgradig reduzierter Ventrikelfunktion zu bevorzugen)

- Üblicherweise Maskenbeatmung. Vor jeder Kardioversion, Narkosetiefe überprüfen!

Kardioversion

- Atemhilfe unterbrechen
- Bei Kardioversion weder Bett noch Patient berühren, daher laut ankündigen!
- Die Schockelektrode wird kräftig auf die Brustwand gepreßt – vergrößert die Auflagefläche
- Energieniveau wählen, Ladetaste drücken (akustisches Signal abwarten!) – Impulsabgabe durch Drücken beider Tasten
- EKG- und Pulskontrolle
- Bei Erfolglosigkeit, Wiederholung mit erhöhter Energie, vorher Narkosetiefe überprüfen!
- Übliche Kardioversionsenergie: 50 kJ – bei Wirkungslosigkeit Steigerung bis Maximum (360 kJ) letzte Stufe max. 2malig, dazwischen 2–3 min Pause

Nachsorge

- Nach Kardioversion EKG (12 Ableitungen), RR-Kontrolle
- Kontrolle der Schutzreflexe, Hinweise auf cerebrale Embolie beachten, Überprüfen des Wachheitszustandes (Zunge zeigen, Kopf heben lassen)
- Dokumentation der Kardioversion (Uhrzeit, Anzahl der Kardioversionsversuche, Energiemengen, Dosierung des Kurznarkotikums, Begleitmedikation, Erfolg (Sinusrhythmus), Komplikationen, Unterschrift des Arztes

Komplikationen

- Rhythmusstörungen (Asystolie, Kammerflimmern etc.)
- Verbrennungen
- Cerebrale Embolie

Cave

- Bei Herzschrittmacherpatienten: Programmiergerät bereitstellen (vorher Output maximieren, nachher Reizschwellenkontrolle!)
- Mindestabstand der Elektrode vom Schrittmachergenerator 15 cm

Kompressionssonde Ösophagus – Magen

Sonden zur Blutstillung bei Ösophagus- und Fundusvarizenblutung

Pflegeprobleme

- Uneinsichtigkeit, Verwirrtheit, Agitiertheit und Aggressivität des Patienten
- Schmerzen durch Druck und Zug
- Ulcerationen im Nasen-, Ösophagus- und Fundusbereich
- Gefahr der Sondendislokation

Pflegeziele

- Mithilfe und Kooperation des Patienten
- Schmerzlinderung
- Vermeiden von Druckulcerationen
- Atemwege freihalten
- Blutungsstillstand
- Sichere Fixierung der Sonde

Pflegemaßnahmen

- Ausreichende Information des Patienten
- Hygienerichtlinien einhalten

Vorbereiten des benötigten Materials

- Handschuhe, Schürze, Maske und Schutzbrille
- Bettschutz
- Sonde je nach Lokalisation der Blutung (Abb. 16)
    - Sengstaken-Blakemore-Sonde bei Ösophagusvarizenblutung
    Dreilumige Magensonde, mit rundem Magenballon und länglichem (20 cm) Ösophagusballon
    - Linton-Nachlas-Sonde bei Fundusvarizenblutung
    Dreilumige Magensonde mit birnenförmigem Magenballon und Befestigungslasche für einen „Gewichtszug"
- Absaugsystem
- Druckmanometer
- 4 Klemmen
- Zungenspatel
- Nierentassen
- 50-ml-Spritze
- Anästhesierendes Schleimhautgel
- Pflaster

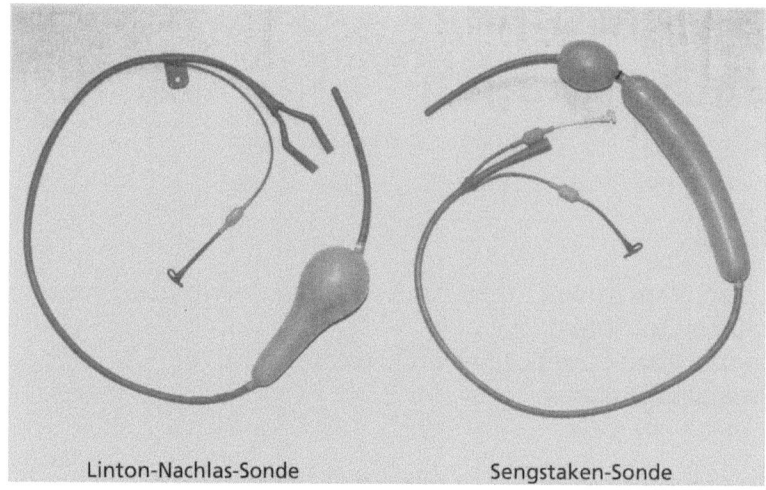

Abb. 16

- Auffangbeutel für Sekret
- Befestigungsvorrichtung, Band und Gewicht bereitstellen – falls Zug erforderlich!

Durchführung

- Adäquate, kontinuierliche Analgesie vom „Legen" bis zum Entfernen der Kompressionssonde
- Oberkörperhochlage
- Lokalanästhesie von Nasen- und Rachenschleimhaut (Einwirkzeit beachten)
- Sonde auf Dichtigkeit überprüfen
- Gleitmittel aufbringen
- Sonde durch die Nase einführen – Patienten zum Schlucken auffordern! – (evtl. Flüssigkeit schlucken lassen)

Sengstaken-Blakemore-Sonde

- Magenballon mit 50 ml Luft füllen und klemmen
- Sonde vorsichtig zurückziehen bis elastischer Widerstand spürbar
- Sonde mit Heftpflaster unter Zug fixieren (Polsterung)
- Mit Druckmanometer Ösophagusballon auf 35–45 mmHg aufpumpen

Linton-Nachlas-Sonde

- Magenballon mit ca. 300–400 ml Luft füllen – abklemmen
- Sonde vorsichtig zurückziehen, bis Widerstand spürbar wird
- Gewicht (250 g – „soviel wie nötig, sowenig wie möglich") mit einer Schnur an der Sonde befestigen – über Umlenkrolle führen
- Lagekontrolle (Röntgen)

- Spülung des Magens – Auffangbeutel zur Blutungskontrolle
- Patienten über sondenbedingte Schluckstörungen informieren – Speichel „ausspucken lassen" oder absaugen
- Regelmäßige Mundpflege laut Standard
- Kontrolle der Vitalzeichen
- Dokumentation: Uhrzeit, Füllmengen, Druckwerte

Entfernung und Entlastung der Sonde

Sengstaken-Blakemore-Sonde

- Nach Blutungsstillstand, Luft aus dem Ösophagusballon und Magenballon absaugen!
- Sonde noch einige Stunden zur Blutungskontrolle belassen, sofortige Kompression bei neuerlicher Blutung möglich
- Sonde vorsichtig entfernen – es können dabei erneut Blutungen auftreten

Linton-Nachlas-Sonde

- „Zug an der Sonde" max. 24 Stunden aufrechterhalten
- Luft absaugen!
- Weiteres Vorgehen – siehe oben

Cave

- Ersticken durch Verrutschen der ungenügend geblockten Magenballons vor dem Kehlkopfeingang – Überwachung der Atmung
- Ösophagusruptur durch Ballonsonde
- Bei Legung der Sonde kann es durch Vagusreizung zu Herzrhythmusstörungen und Atemstillstand kommen
- Aspiration von Blut, Aspirationspneumonie
- Larynxverschluß bei nicht intubierten Patienten durch Verlagerung des Ösophagusballons
- Lebensbedrohliche Beeinträchtigung der Herzfunktion (Kompression) bei Hochrutschen des Ballons der Linton-Nachlas-Sonde (Herz liegt unmittelbar vor dem Ösophagus)

Lagerungen

Verschiedene Lagerungstechniken

Pflegeprobleme

- Hoher Auflagedruck bei Immobilität
- Verschiedene Schockformen
- Cerebrale Funktionsstörungen
- Lungenfunktionsstörungen (Sekretansammlung, Atelektasen, Pneumonie, Adult-Respiratory-Distress-Syndrome, Chronisch-Obstruktive-Lungen-Erkrankung etc.)
- Neurologische Erkrankungen (Myasthenia gravis, Multiple Sklerose, Plegien, Paresen etc.)
- Schädel-Hirn-Trauma
- Gefäßerkrankungen (peripher arterielle Verschlußkrankheit, venöse Insuffizienz)
- Kontrakturen

Pflegeziel

Durch exakte Lagerung wird Auflagedruck/-zeit reduziert, der Patient erreicht eine größere Selbständigkeit, die Lungenfunktion wird gefördert, er kann aktiv am Geschehen teilnehmen, sein Muskeltonus wird physiologisch unterstützt und seine Genesung forciert.

Lagerungshinweise

- So wenig Lagerungsmaterial wie möglich verwenden (zu viele Kissen behindern die Bewegungsfreiheit des Patienten)
- Bei Hautproblemen frühzeitig Antidekubitussysteme einsetzen (Luftkissenbett, Drehbett, Clinitron etc.) (Abb. 17, 18)
- Weich- oder Freilagerung
- Je mehr Körperoberfläche aufliegt, um so besser ist die Druckverteilung
- Restmobilität fördern
- Druckgefährdete Körperstellen möglichst entlasten
- Information des Patienten und Aufforderung zur aktiven Mitarbeit

Die Mobilität des Patienten ist besser als die „beste" Lagerung

Durchführung

- Lagewechsel ca. alle 2–3 Stunden bzw. nach Hautzustand und Krankheitsbild des Patienten
- Das Bett sollte in Höhe des Hüftgelenkes geknickt sein

Lagerungen

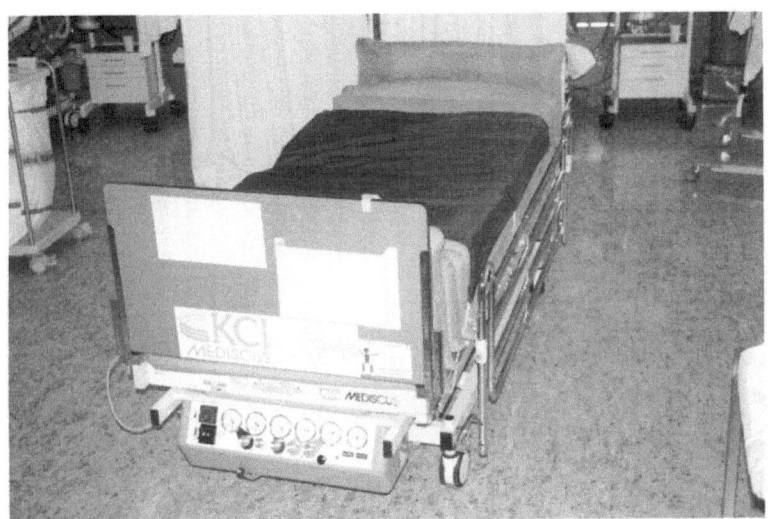

Abb. 17

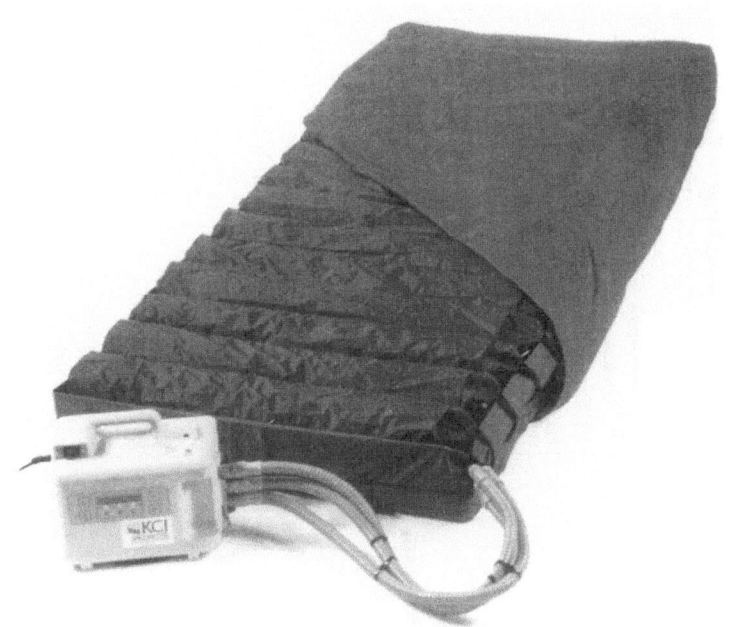

Abb. 18

Bezeichnung	Lagerung	Schema	Indikationen
Flachlagerung „Rückenlage"	☐ Bett flach, nur kleines Nackenkissen ☐ Evtl. Knierolle ☐ Fußstütze ☐ Bei medizinisch induzierter Rückenlage, 2- bis 3stündlich Lage der Extremitäten verändern	Flachlagerung Rückenlagerung	☐ Einfache Entspannungslage ☐ Bei Wirbelsäulen und Beckenfrakturen ☐ Nach Rückenoperationen ☐ Bei Gefäßoperationen (Aortenaneurysma, Y- Prothese) ☐ Nach Lumbalpunktionen (nicht gesichert!)
Oberkörperhochlagerung - leicht erhöht - halb sitzend - sitzend **Entlastungslagerung**	☐ Kopfteil des Bettes ca. 30° erhöhen ☐ Kissen als Rückenstütze ☐ Knierolle oder „Doppelknick" (Hüfte, Knie) ☐ Füße und Arme abstützen, Thoraxbewegungen unbehindert	Oberkörperhochlagerung	☐ Zur Prophylaxe der Aspiration bei Beatmeten ☐ Zum Essen und Trinken ☐ Bei Herz/Lungenerkrankungen ☐ Standardlagerung postoperativ ☐ Atmungsleichternde Lagerung ☐ Nach Strumektomien zur Verringerung des venösen Druckes, nach intrakraniellen Eingriffen und Schädel-Hirn-Traumen
Beintieflagerung „Schiefe Ebene"	☐ Gesamtes Bett schräg, Fußende tiefstellen ☐ Fußstütze, evtl. kleine Knierolle	Beintieflagerung	☐ Förderung der Durchblutung bei arteriellen Durchblutungsstörungen, nach Gefäßoperationen (arteriell)
Beinhochlagerung	☐ Fußende hochstellen ☐ Erkrankte Extremität evtl. auf Schiene lagern ☐ Knickung in der Leiste vermeiden ☐ Weiche Fußstütze	Beinhochlagerung	☐ Förderung des venösen Rückflusses nach Venenoperationen, bei Venenentzündungen

Lagerungen

Bezeichnung	Lagerung	Schema	Indikationen
Bauchlagerung Siehe Standard!	▫ Kopfteil flach, kleines flaches Kopfkissen ▫ Evtl. flaches Bauchkissen ▫ Fußkissen (Entlastung der Zehen!)	Bauchlagerung	▫ ARDS und Atelektasen ▫ Entlastungslage bei Dekubitus ▫ Korrekturlage bei Kontrakturen
Seitenlage	▫ Kopfteil flach oder leicht erhöht ▫ Stützkissen nach Bedarf: für Nacken, Rücken, Extremitäten, Beine 30° abgewinkelt		▫ Zur Dekubitusprophylaxe ▫ Nach Lungenoperationen „ill lung down" ▫ Lagerung bei Hemiplegie
Trendelenburg-Lage „Schocklagerung"	▫ Bett schrägstellen ▫ Fußende hoch, Kopf tief	Schocklage	▫ Bei Hypotonie ▫ Bei Hypovolämie ▫ Bei verschiedenen Schockformen

Magensonde

Sonde zur Entlastung, Diagnostik und Ernährung

Pflegeprobleme

- Schmerzen, Fremdkörpergefühl
- Schluckbeschwerden
- Bei unsachgemäßer Fixierung:
    Dislokation durch Zug an der Sonde
    Dekubitus am Naseneingang
    Hautschäden durch hautreizende Pflaster
- Schleimhautläsionen durch zu lange Verweildauer der Sonde
- „Refluxbahnung" bei liegender Sonde → Aspirationsgefahr
- Angst des Patienten vor Intervention

Pflegeziele

- Sachgemäße, zugfreie Fixierung
- Linderung von Schmerzen
- Sondenmaterial/-durchmesser der Situation anpassen – Entlastung, Diagnostik, Ernährung

Pflegemaßnahmen

- Ausreichende Information des Patienten
- Hygienerichtlinien einhalten
- Oberkörper hochlagern, Nasenpflege laut Standard, Schleimhautanästhesie, Wäscheschutz

Vorbereiten des benötigten Materials

- Einmalhandschuhe, Schürze
- Wäscheschutz, Zellstoff, Nierentasse
- Schleimhautanästhetikum (Xylocain-Spray, Einwirkzeit beachten)
- Gleitmittel
- Magensonde zur Entlastung, Ch. 16–18, Material: Weich-PVC, Polyurethan
- Magensonde zur Ernährung, Ch. 8–14, Material: Silikonkautschuk, Polyurethan
- Laryngoskop, Magill-Zange
- Alexanderspritze, Stethoskop, Ableitungssystem, Klemme
- Schere, Fixierungsmaterial
- Abwurfbehälter

Durchführung

- Schleimhautanästhesie (Einwirkzeit beachten)
- Einführtiefe bestimmen (Nasenspitze – Ohr – Magen)

Magensonde

- Gleitgel in das Nasenloch einbringen und auf die Sonde auftragen
- Magensonde ohne Gewalt durch die Nase bis zu 10 cm Markierung einführen
- Kopf evtl. nach vorne beugen lassen
- Sonde unter mehrmaligem Schlucken (evtl. mit Wasser als Schluckhilfe) bis zur abgemessenen Länge vorschieben
- Bei intubierten Patienten, Sonde evtl. unter Sicht einführen (Laryngoskop, Magill-Zange)
- Sondenlage kontrollieren: aspirieren, bei aufgesetztem Stethoskop mit Alexanderspritze Luft einblasen – gurgelndes Geräusch spricht für korrekte Sondenlage
- Schonende Fixierung der Sonde
- Röntgen-Kontrolle evtl. mit Kontrastmittel zur Sicherstellung der korrekten Lage
- Dokumentation (Art und Durchmesser der Sonde, Nasenloch rechts – links, Einführtiefe, Datum)

Cave

- Bei starkem Hustenreiz und/oder beginnender Zyanose während des Einführens Sonde sofort wieder zurückziehen! – evtl. Fehllage in der Trachea!
- Sonde nicht gegen Widerstand einführen – Perforationsgefahr (z.B.: bei Divertikel)
- Vagusreiz – Bradycardie, Asystolie (Monitoring)

Pflege bei liegender Magensonde

- Kontrolle der Längenmarkierung (Sonde darf nicht verschoben werden)
- Fixierung täglich kontrollieren und erneuern (Fixationsstelle verändern, um Hautschäden zu vermeiden)
- Mehrmals täglich Nasenpflege (Vermeiden von Dekubitalulcera)
- Dokumentation: Menge, Aussehen, evtl. Geruch des Sekrets

Entfernen der Magensonde

- Einmalhandschuhe und Zellstoff benützen
- Sonde abklemmen, rasch herausziehen
- Mundpflege und Nasenpflege nach Standard
- Dokumentation: Datum, Uhrzeit, Sekretmenge

Magenspülung

Entfernung von absichtlich oder versehentlich verschluckten potentiell toxischen Substanzen mittels Magenschlauch und Spülflüssigkeit

Pflegeprobleme

- Aspirationsgefahr
- Verletzungen der Schleimhaut, Zungenbiß
- Unruhe und Agressivität des Patienten
- Bißverletzung (Fingerbiß) des Spülenden
- Zahnschäden

Pflegeziel

- Möglichst schonende Durchführung

Pflegemaßnahmen

- Ausreichende Information des Patienten
- Hygienerichtlinien einhalten

Vorbereiten des benötigten Materials

- Intubationsset laut Standard, Absauggerät
- Einmalunterlage
- Handschuhe, Gesichtsmaske, evtl. Schutzbrillen
- Gleitmittel
- Beißschutz
- Steriler Magenschlauch mit Trichter
- Kanne und Auffanggefäß
- Stethoskop und 50-ml-Spritze
- Lauwarmes Wasser oder spezielle Spülflüssigkeit
- Evtl. Lackmuspapier (pH-Wert-Messung)
- Fixationspflaster

Durchführung

- Bettschutz
- Bei eingeschränkter Bewußtseinslage – stabile Linksseitenlage, Kopftieflage
- Zahnprothese entfernen, Erbrochenes aus der Mundhöhle absaugen
- Magenschlauch mit Gleitmittel versehen und vorsichtig einführen
- Wachen Patienten zur Mitarbeit auffordern, Oberkörperhochlage – während des Vorschiebens des Magenschlauches Flüssigkeit schlucken lassen
- Zur Lagekontrolle: nach Positionierung mit Alexanderspritze Luft einblasen, gleichzeitig mit Stethoskop Magengegend auskultieren
- Magenschlauch fixieren

Magenspülung

- Mageninhalt aspirieren und mit Lackmuspapier pH-Wert kontrollieren (Magen-pH ca. 1,0)
- Mageninhalt für toxikologisches Screening ins Labor schicken
- Durch einen Trichter läßt man vorsichtig die lauwarme Spülflüssigkeit (100 bis 500 ml) in den Magen fließen
- Bevor der Trichter vollständig leer ist, wird er wieder abgesenkt (Heberprinzip)
- Kontrolle des Mageninhaltes (Tablettenreste, Alkohol etc.)
- Falls Blut zu erkennen ist, muß der Vorgang abgebrochen werden
- Den Trichter so oft füllen und senken, bis die Spülflüssigkeit klar bleibt
- Magenschlauch abklemmen und umgehend vorsichtig entfernen
- Nachlaufende Reste des Mageninhaltes aus dem Mund- und Rachenraum absaugen
- Mundhygiene durchführen
- Dokumentation: Menge, Farbe, Inhaltsstoffe etc.

Komplikationen

- Fehllage des Magenschlauches
- Aspiration von Mageninhalt
- Verletzungen (Mundschleimhaut, Ösophagusperforation etc.)

Monitoring der Beatmung

Kontinuierliche Überwachung des Patienten und des Beatmungsgerätes, um Störungen frühzeitig zu erkennen

Klinische Beobachtung des Patienten

- Seitengleiche Thoraxbewegungen – Auskultation nach Manipulationen am Tubus!
- Beatmungs-/Spontanatemrhythmus und „Atemtiefe" – z.B.: oberflächlich, angestrengt, langsam – schnell
- Atemgeräusche/-nebengeräusche – z.B.: spastische, feinblasige, grobblasige Rasselgeräusche (RGs)
- Zeichen von Atemnot (Tachypnoe, Schwitzen, Blutdruckanstieg, Nasenflügeln etc.)
- Hautfarbe (Zyanose bei Sättigungswerten unter 80% HbO_2, bei Anämie Zyanose erst bei „tieferen" Sättigungswerten)
- Bewußtseinszustand (pCO_2-Kontrolle bei Eintrübung, Hirndrucksteigerung durch erhöhtes pCO_2)
- Befindlichkeit des Patienten (Angst, Unruhe)
- Herz-Kreislauf-Funktion (Blutdruckanstieg bei pCO_2-Anstieg)
- Flüssigkeitsbilanz, Diurese
- Trachealsekret: Dokumentation der Menge, Aussehen und Konsistenz – zäh, glasig, putride etc.

Apparative Überwachung

- Atemfrequenzmonitor – Atemfrequenz wird mittels Hautwiderstandsänderungen gemessen und am Monitor angezeigt
- FiO_2-Meßgerät – Fraction of Inspired Oxygen – Prozentueller Sauerstoffanteil in der Einatmungsluft (1,0 = 100%/0,21 = 21%)
- Beatmungsdruckmeßgerät – Spitzendruck, Plateaudruck, Mitteldruck und PEEP werden analog oder digital kontinuierlich angezeigt!
- Pulsoxymeter – fotometrische Messung der HbO_2-Sättigung
- Kapnometer – endtidale Messung des CO_2-Gehalts in der Ausatmungsluft
- Meßgerät zur transcutanen Bestimmung des pO_2/pCO_2-Verwendung in der Neonatologie
- Meßgerät zur Bestimmung der Beatmungsvolumina – (mehrere Meßmethoden möglich – Spirometer, Flowsensor, Durchflußwandler)
- Pulmonaliskatheter-Messung der gemischt-venösen Sauerstoffsättigung

Kontrolle der Blutgasanalyse

- Üblicherweise arterielle Blutgasanalyse laut Standard
- Ca. 15 min nach Beginn der Beatmung

Monitoring der Beatmung

- Beachten der Differenz zwischen endtidalem pCO_2 und arteriellem pCO_2 – (arterieller pO_2 3–5 mmHg höher als endtidal) zur Bewertung einer Ventilations-/Perfusionsstörung!
- Kontrollen je nach Bedarf

Kontrolle des Respirators

- Kontrolle vor Inbetriebnahme laut Vorschrift des Herstellers
- Regelmäßige Kontrolle und Dokumentation der Respiratoreinstellung:
    - Beatmungsmodus (CPPV, BIPAP, ASB;)
    - Inspiratorische Sauerstoffkonzentration (FiO_2)
    - Atemzugvolumen – AZV(Tidal) und Atemminutenvolumen – AMV
    - Atemfrequenz
    - Inspirations:Exspirations-Verhältnis
    - Flow
    - Beatmungsdruck
    - PEEP
    - Evtl. intrinsischer PEEP
- Alarmgrenzen (sinnvolle Einstellungen z.B.: AMV – 20% über und unter dem eingestellten Wert) – **Alarme nur nach Beheben der Ursache quittieren!**
- Zusatzfunktionen (Aerosole, Apnoe-Ventilation etc.)
- Befeuchtung und Temperatur

Sondenernährung

Intermittierende oder kontinuierliche Zufuhr von Nährlösungen über eine Magen- oder Dünndarmsonde

Pflegeprobleme

- Patient kann, will oder darf nicht essen und/oder trinken
- Irritation durch die Sonde
- Darmfunktionsstörungen (Reflux, Diarrhöe etc.)

Pflegeziele

- Ausreichende Versorgung des Patienten mit Flüssigkeit, Nähr- und Ballaststoffen, Vitaminen und Spurenelementen
- Aufrechterhaltung oder Wiederherstellung einer normalen Magen-Darm-Funktion, Vermeidung von Translokation (Eindringen von Bakterien und Endotoxinen in die Blutbahn)
- Zufuhr von Medikamenten

Pflegemaßnahmen

- Ausreichende Information des Patienten
- Sondenpflege (siehe Standard „Magensonde", „Nasenpflege")

Vorbereiten des benötigten Materials

- Spülflüssigkeit H_2O, Tee (kein Früchtetee)
- Sondennahrung
- Überleitungssystem
- Ernährungspumpe
- Evtl. Applikationsspritze
- Evtl. Verschlußstopfen oder Klemme

Durchführung

- Erstapplikation erst nach röntgenologischer Lagekontrolle
- Oberkörper erhöht lagern (30°–45°)
- Händedesinfektion
- Aspirationsversuch – bei größeren Aspirationsmengen Ernährungspause
- Bei intermittierender Nahrungszufuhr langsame Steigerung der Einzelmengen (50–300 ml/Mahlzeit, 5- bis 6mal täglich)
- Sonde mit H_2O spülen
- Förderrate einstellen – Pumpe einschalten
- Bei Ernährungspause Sonde freispülen
- Ernährungssystem alle 24 Stunden wechseln
- Per-os-Medikamente vorzugsweise als Tropfen, Sirup etc. verabreichen
- Sonde vor bzw. nach jeder Medikamentengabe mit H_2O spülen

Sondenernährung

- Dokumentation: Mengen, Produkt, Mischverhältnis, Stundendosierung, Reflux, Peristaltik etc.

Cave

- Dislokation – endobronchiale Applikation
- Per-os-Medikamente mit Säureschutzhülle dürfen nicht zerkleinert in den Magen gelangen – Wirkverlust
- Keine zitronensäurehaltigen Lösungen, z.B. Früchtetee, zum Spülen der Sonde verwenden – Gefahr der Ausfällung!

Komplikationen

- Diarrhoe
- Übelkeit und Erbrechen
- Reflux und Aspiration

Tracheostoma

Pflege des Tracheostomas

Pflegeprobleme

- Kommunikationsprobleme (große psychische Belastung durch „Sprachlosigkeit")
- Gesteigerte Sekretbildung in der Trachea (Kanülenreiz)
- Blutungen – Arrosionsblutungen
- Maceration, Infektion etc. der Haut in der Umgebung des Tracheostomas

Pflegeziele

- Optimale Wundheilung
- Freier Atemweg
- Vermeidung von Schleimhautläsionen durch Absaugen
- Infektprophylaxe
- Adäquate Befeuchtung der Atemluft
- Kommunikationsverbesserung

Pflegemaßnahmen

- Ausreichende Information des Patienten
- Trachealtoilette laut Standard
- 1- bis 2mal täglich Verbandwechsel (und nach Bedarf)
- Kontrolle des Cuffdruckes nach Übernahme vom OP, nach jeder Trachealtoilette, vor oraler Nahrungsaufnahme
- Kommunikationsverbesserung: Abc-Tafel, Schreibmöglichkeit, Sprechkanüle bei langzeittracheotomierten Patienten

Vorbereiten des benötigten Materials

- Einweghandschuhe, Schürze
- Kanülenband
- Hautschutz-/-pflegesalbe (Lasepton, Bepanthen, Leukasesalbe etc.)
- Spatel
- NaCl-Lösung, Betaisodona Lsg®
- Tupfer
- Schlitzkompresse

Durchführung

- Vor dem Verbandwechsel Trachealtoilette laut Standard
- Entfernung des Verbandes
- Reinigung der Wundränder mit NaCl-Lösung
- Hautschutz-/-pflegesalbe mit Spatel um das Tracheostoma auftragen
- Schlitzkompresse unter Kanüle legen

Tracheostoma

- Neues Kanülenband befestigen
- Cuffdruckkontrolle
- Ver- und Entsorgung des Materials
- Dokumentation: Zustand der Tracheostomas , „Markierung Hautniveau"

Komplikationen

- Völlige Dislokation der Kanüle (bei Dilatationstracheostoma ist ein Wiedereinführen der Kanüle sehr schwierig)
- Partielle Dislokation kann zum völligen Verschluß der Trachea führen – **Kanüle entfernen!**
- Nachblutung

Trachealkanülenwechsel

Wechsel der Trachealkanüle bei operativ angelegtem Tracheostoma

Pflegeprobleme

- Infektion des Tracheostomas
- Sekretstau im Bereich der Kanüle
- Stenosierende Narbenbildung im Bereich des Tracheostomas
- Kollabieren der Trachea nach Entfernung der Trachealkanüle bei Tracheomalazie (häufige Ursache zu hoher Cuffdruck)
- Rasche Verengung des Tracheostomas nach Entfernung der Trachealkanüle – vor allem bei perkutaner Dilatationstracheotomie!
- Blutung

Pflegeziel

- Vor Wechsel der Kanüle adäquate Vorbereitung: Analgesie/Sedierung, Relaxierung bei „Hirndruckpatienten", Präoxygenierung etc.
- Schonender, atraumatischer Kanülenwechsel
- Korrekter Cuffdruck
- Zugfreie Fixation

Pflegemaßnahmen

- Ausreichende Information des Patienten
- Hygienemaßnahmen einhalten

Vorbereiten des benötigten Materials

- Dilatator oder Nasenspekulum bereitlegen
- Sterile Kanüle (Einmalprodukt oder Metallkanüle)
- Sterile Pinzette, Schere
- Tupfer, Desinfektionsmittel
- 20-ml-„Blockerspritze"
- Cuffdruckmeßgerät
- Fixierungsband
- Gleitgel
- Pflegesalbe

Durchführung

- Vorbereitung siehe oben!
- Fixierung entfernen
- Cuff „entblocken", Luft vollständig mit Spritze absaugen
- Absaugkatheter einführen und unter Sog Kanüle entfernen
- Wundgebiet reinigen/desinfizieren
- Bei Bedarf pflegende Salbe verwenden

- Kanüle gleitfähig machen
- Kanüle einführen
- Schlitzkompresse unterlegen
- Mit Fixierungsband befestigen – korrekte Länge beachten
- Metallkanülen/Reinigung: Seele entfernen, unter fließendem Wasser mit Bürste reinigen!
- Dokumentation – Kanülengröße, Einführtiefe, Datum

Komplikationen

- „Via falsa" → falscher Weg – paratracheales Einführen der Kanüle
- Verlegung des Tracheostomas durch Halsweichteile – vor allem bei Husten und Pressen
- Vagusreiz – Bradycardie – Asystolie
- Blutungen mit Aspirationsgefahr – Okklusion durch Koagel

Cave

- Perkutane Dilatationstracheotomie: Nach Entfernung der Trachealkanüle kann es zu einem sehr raschen Verschluß des Tracheostomas kommen – **Intubationsbereitschaft!** Kanülenwechsel nach perkutaner Dilatationstracheotomie obliegt dem zuständigen Arzt

Tubuspflege

Kontrolle und Überwachung von Tubuslage/-funktion, Cuffdruck und Fixierung

Pflegeprobleme

- Psychische Belastung („Sprachlosigkeit")
- Haut- und Schleimhautschäden (Fixierung, Cuffdruck)
- Infektion der Atemwege (Quelle: Gastrointestinaltrakt!)
- Dislokation (Gefahr der Extubation/Einseitige Intubation)
- Schmerzreiz

Pflegeziele

- „Schleimhautschonung"
- Infektionsprophylaxe
- Adäquater Cuffdruck
- Sichere Tubusfixierung

Pflegemaßnahmen

- Situationsgerechte Analgosedierung
- Information des Patienten, unabhängig von seiner Bewußtseinslage (subjektiver Eindruck korreliert oft nicht mit dem Vigilanzniveau des Patienten!)

Vorbereitung des benötigten Materials

- Pflaster oder Halteband
- Hautschutzplatte
- Pflegesalbe
- Wundbenzin, Tupfer
- Cuffdruckmeßgerät
- Stethoskop

Durchführung

- Zwei Pflegepersonen
- Hygienestandards beachten – Händedesinfektion
- Zur Verbesserung der Pflasterfixation – bei Bedarf rasieren
- Tubus mit Pflaster/Band fixieren
- Kontrolle des Cuffdrucks
- Mundpflege laut Standard
- Korrekte Tubuslage durch Auskultation überprüfen
- Dokumentation von Cuffdruck, Tubusmarkierung/Zahnreihe, Mundwinkel (li/re), Tubusgröße

Venenkatheter zentral

Pflegemaßnahmen zur Sicherung und Funktion – Vermeidung von Infektionen

Pflegeprobleme

- Infektion der Punktionsstelle
- Funktionsstörung des Katheters
- Dislokation des Katheters
- Eingeschränkte Bewegungsfreiheit (v.a. bei V. jugularis interna Katheter)
- Kathetersepsis
- Thrombose der punktierten Vene → Ödem des Arms!

Pflegeziele

- Entzündungsfreie Punktionsstelle
- Sichere Fixierung
- Durchgängiger Katheter

Pflegemaßnahme

- Ausreichende Information des Patienten
- Hygienerichtlinien einhalten
- Verbandwechsel laut Standard
- Systemwechsel (Meßsystem, Leitungen, Dreiwegehähne etc.)
- Entfernen des zentralen Venenkatheters

Verbandwechsel

Vorbereiten des benötigten Materials

- Handschuhe
- Tupfer
- Hautdesinfektionsmittel
- Wundverband
- Wundbenzin
- Pflaster
- Einmalrasierer

Durchführung

- Mindestens alle 24 Std. oder bei Bedarf
- Verband entfernen
- Inspektion der Punktionsstelle und der umgebenden Haut
- Lagekontrolle des Katheters nach Markierung und Dokumentation
- Desinfektion der die Einstichstelle umgebenden Haut, „bestehende Krusten an der Punktionsstelle belassen"
- Klebstoffreste mit Wundbenzin entfernen

- Wundverband
- Fixierplatte bei Bedarf „unterpolstern", um Druckstellen zu vermeiden
- Dokumentation – Liegedauer, Datum, Zustand der Punktionstelle

Systemwechsel

Vorbereiten des benötigten Materials

- Abdecktuch
- Handschuhe
- Tupfer
- Hautdesinfektionsmittel
- Dreiwegehähne und Infusionsleitungen
- NaCl 0,9 %
- Einwegspritze

Durchführung

- Alle 24 Stunden
- Information des Patienten
- Katheterlumen klemmen
- Desinfektion der Konnektionsstellen
- System gefüllt anschließen
- Dokumentation – Datum

Katheterentfernung

Vorbereiten des benötigten Materials

- Tupfer
- Hautdesinfektionsmittel
- Sterile Schere, Pinzette und Fadenmesser
- Eprouvette bei Notwendigkeit einer bakteriologischen Untersuchung
- Wundverband
- Abwurfbehälter

Durchführung

- Patienteninformation
- Verband entfernen
- Naht entfernen
- Pflegeperson I entfernt den Katheter mit steriler Pinzette und komprimiert die Einstichstelle – Pflegeperson II reicht die Eprouvette und schneidet die Katheterspitze mit steriler Schere ab
- Wundverband
- Dokumentation – Datum, mikrobiologische Untersuchung

Cave

- Luftembolie – vor jeder Dekonnektion klemmen

- Katheterokklusion – kontinuierliche Infusion, Spülung nach jeder Blutabnahme – bei Okklusion: Aspirationsversuch – **nicht Spülen!**
- Unbeabsichtigte Bolusgaben (Katecholamine!)
- Unbeabsichtigte Katheterdurchtrennung bei Manipulation mit Schere etc. in Katheternähe – **Katheter sofort klemmen!**

Verbandwechsel

Pflegeprobleme

- Hautreizungen, „Pflasterallergie"
- Infektionen
- Keimverschleppung – Kreuzinfektion
- Schmerzen
- Bewegungseinschränkung

Pflegeziel

- Ungestörte Wundheilung „S.p.p.i." Sanatio per primam intentionem
- Vermeidung von Infektionen, allergischen Reaktionen
- Vermeidung von unnötigen Schmerzen

Pflegemaßnahmen

- Ausreichende Information des Patienten
- Zeitpunkt des Verbandwechsels:
    durchgebluteter Verband
    verbandbedingte Schmerzen
    Wundinfektionshinweise (Dolor, Rubor, Calor, Functio laesa, Tumor)
- *Non-Touch-Technik* – sterile Instrumente verwenden

Vorbereiten des benötigten Materials

- Schutzkleidung (Kunststoffschürze)
- Steriler Mantel, Gesichtsmaske, Haube und Handschuhe bei großen Wunden („offenes Abdomen", Kompartmentsyndrom etc.) (Abb. 19, 20)
- Handschuhe
- Wundbenzin
- Evtl. Hautdesinfektionsmittel
- Verbandmaterial, diverse Tupfer in ausreichender Menge
- Sterile Schere und Pinzette
- Pflaster (Pflasterallergie!)
- Nierentasse
- Abwurfbehälter

Durchführung

- Korrekte Lagerung je nach Lokalisation
- Mit unsterilen Handschuhen Verband entfernen (Kleberänder mit Wundbenzin, Alkohol „aufweichen" – erleichtert die Entfernung)
- „Untersten" Tupfer mit Pinzette entfernen
- Kontrolle und Dokumentation von Wunde und Wundumgebung
- Reinigung der Wunde bei Bedarf

Verbandwechsel

- Verband anlegen und fixieren
- Patient in gewünschte Lage bringen
- Material entsprechend ver- und entsorgen

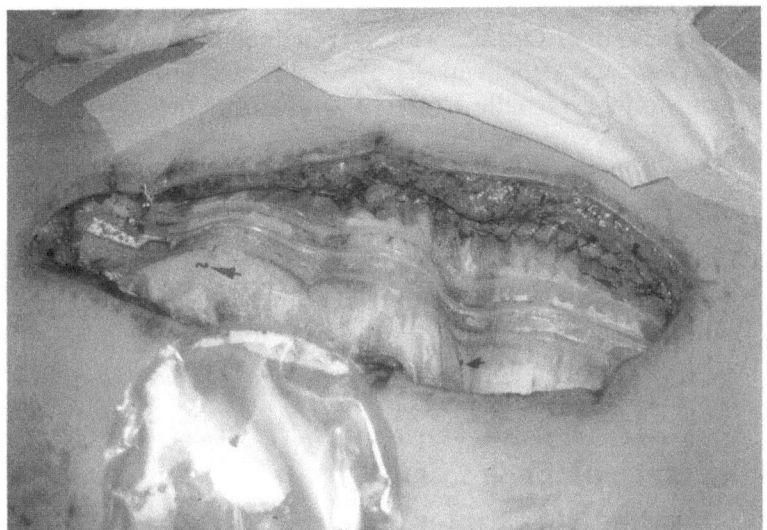

Abb. 19

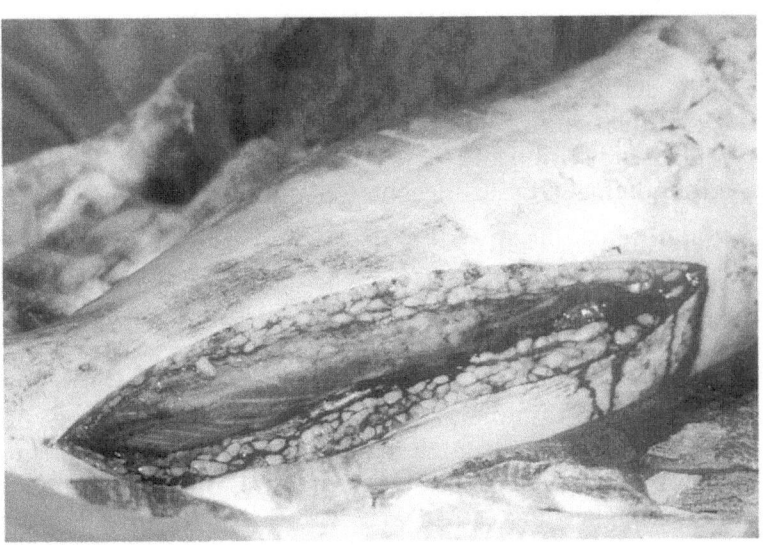

Abb. 20

ZVD-Messung

Der zentralvenöse Druck ist der Druck im klappenlosen intrathorakalen Venensystem. Er wird in der Vena cava superior vor der Einmündung in den rechten Vorhof gemessen. Die Höhe des ZVD ist ein Maß für den Füllungsdruck des rechten Herzens.

Der zentrale Venendruck (ZVD) wird entweder als hydrostatischer Druck mittels einer Wassersäule gemessen (intermittierend) oder über einen elektromechanischen Transducer aufgezeichnet (kontinuierlich). Ein Transducer ist ein Gerät, das Drücke in elektrische Impulse umwandelt und als Kurve auf einem Monitor darstellt. Umrechnungsfaktor: 1 mmHg/1,36 cm H_2O
Der zentrale Venendruck ist ein Trendparameter!

Indikation

- Überwachung und Steuerung der Volumensubstitution unter Beachtung des klinischen Zustandsbildes (Hautturgor, „Feuchtigkeit" von Zunge und Mundschleimhaut etc.)
- Z.B. bei akuter Blutung, Schock, Ileus, Peritonitis, Sepsis, diabetischer Ketoazidose, Polyurie oder bei akuter Niereninsuffizienz (Oligurie, Anurie)

Pflegetechnische Probleme

Der ZVD wird durch Veränderungen des intrathorakalen Druckes (Atmung) und durch Behinderung des zentralvenösen Blutstromes beeinflußt.

Falsche Meßergebnisse entstehen

- Bei Fehllage des Katheters
- Wenn der Katheter geknickt oder teilweise thrombosiert ist
- Bei falschem „Null"-Abgleich oder wenn der Transducer nicht auf der Höhe des Referenzpunktes liegt
- Bei Luftblasen im Leitungssystem
- Bei laufender Infusion!
- Intrathorakalen Druck beachten (Atmung, Beatmung)

Vorbereitung

- Maßnahmen für die elektronische Venendruckmessung siehe arterielle Druckmessung

Durchführung

- *Referenzpunkt* für die Transducerposition ist der rechte Vorhof. Den korrekten Meßpunkt ermittelt man mit einer Thoraxschublehre, in etwa vordere Axillarlinie (Abb. 21). (Markierung mit wasserunlöslichem Stift) – Immer in gleicher Lage messen.
- *Eichung:* Infusion stoppen, Katheter durchspülen, Dreiwegehahn des Trans-

ZVD-Messung

ducers zur Atmosphäre öffnen und zum Patienten schließen, Eichknopf drücken, warten bis Nullpunktanzeige erscheint
- Dreiwegehahn zum Patienten wieder öffnen und zur Atmosphäre schließen
- Typische Druckkurve: a-Welle. Vorhofsystole
  c-Welle: Schluß der Tricuspidalklappe
  v-Welle: Ventrikelsystole
- Registriert und dokumentiert wird der Mitteldruck – genauerer Wert ergibt sich aus der Druckkurve
- Bei beatmeten Patienten wird der ZVD am Ende der Expiration gemessen. PEEP beachten!
- Bei spontan atmenden Patienten werden die Drücke in der Expirationsphase gemessen. Dazu läßt man den Patienten ausatmen und den Atem anhalten

Gefahren und Komplikationen

- Thrombosierung des Katheters. Bei Spülen – Emboliegefahr
- Eindringen von Luft vermeiden – blasenfeies Füllen
- Infektion: Lokal an der Punktionsstelle
  Kathetersepsis

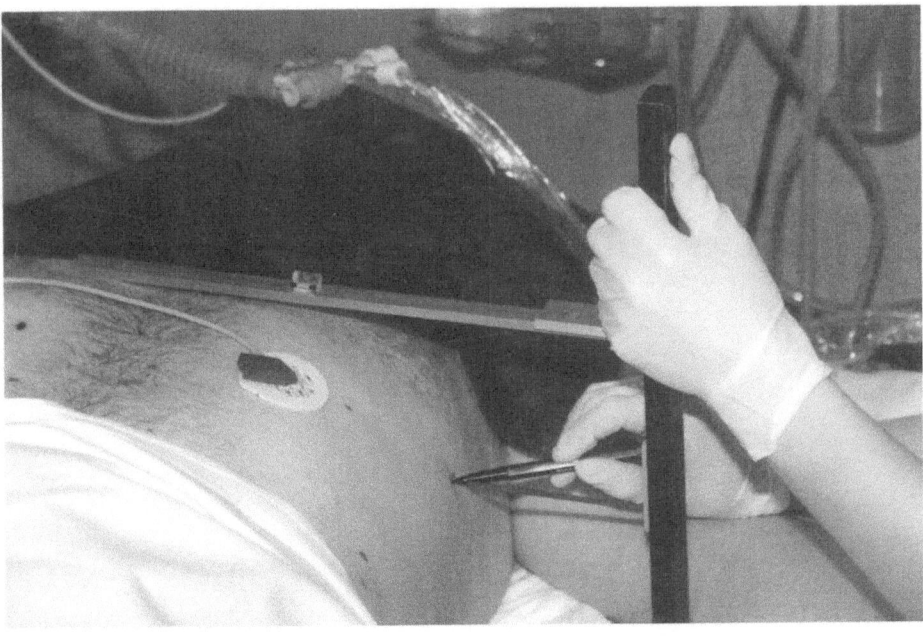

Abb. 21

- System nicht diskonnektieren, regelmäßiger Wechsel des gesamten Systems
- Bolusgefahr beim „Flushen" (Katecholamine!), mehrlumige Katheter verwenden!

Punktionen

Arterienkatheter

Einbringen einer Kanüle in eine Arterie (z.B. A. radialis, A. brachialis, A. ulnaris, A. femoralis, A. dorsalis pedis etc.)
Zweck: kontinuierliche Druckmessung, arterielle Blutabnahme (Abb. 22)

Pflegeprobleme

- Blutung an der Punktionsstelle (Gerinnungsstörung etc.)
- Thrombose- und Emboliegefahr – Ischämiezeichen!
- Infektion der Punktionsstelle
- Einschwemmen von Keimen (Kathetersepsis)
- Knickung, Dislokation
- Eindringen von Luft in die Arterie
- Gefäßschäden

Pflegeziele

- Intakte Einstichstelle
- Infektionsvermeidung
- Katheterdurchgängigkeit
- Schmerzfreiheit
- Adäquate Fixierung

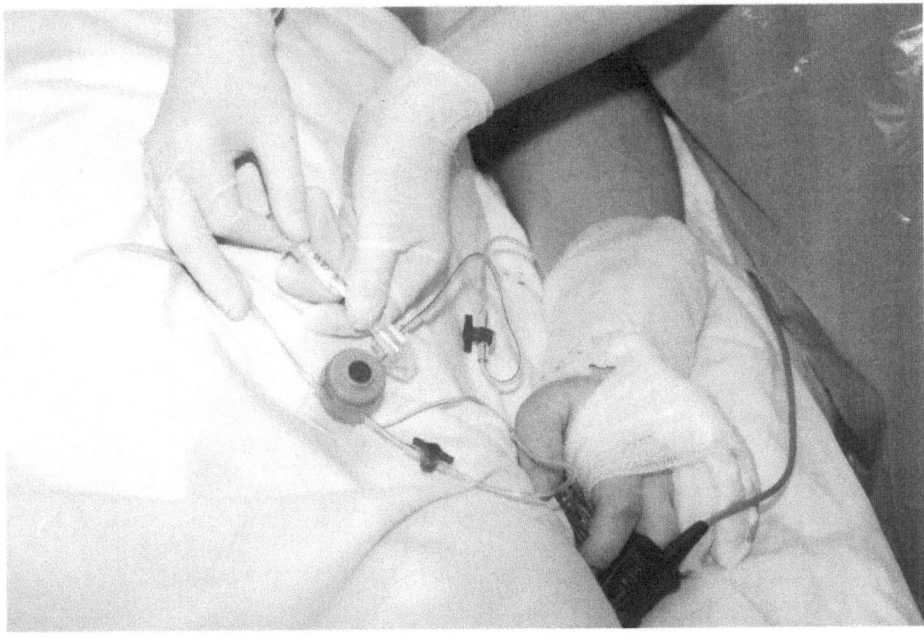

Abb. 22

Pflegemaßnahmen

- Ausreichende Information des Patienten
- Hygienemaßnahmen einhalten

Vorbereiten des benötigten Materials (Abb. 23, 24)

- Tupfer, Hautdesinfektionsmittel
- Sterile Handschuhe
- Gesichtsmaske
- Arterienkatheter
- Aseptischer Kanülenverband
- Pflaster (zur Kanülenfixierung)
- Wäscheschutz
- Abwurfbehälter

Durchführung

- Arterienkatheter wird unter sterilen Kautelen vom Arzt gesetzt
- Gute Fixierung
- Schienung: Individuell angepaßte Gipslongette

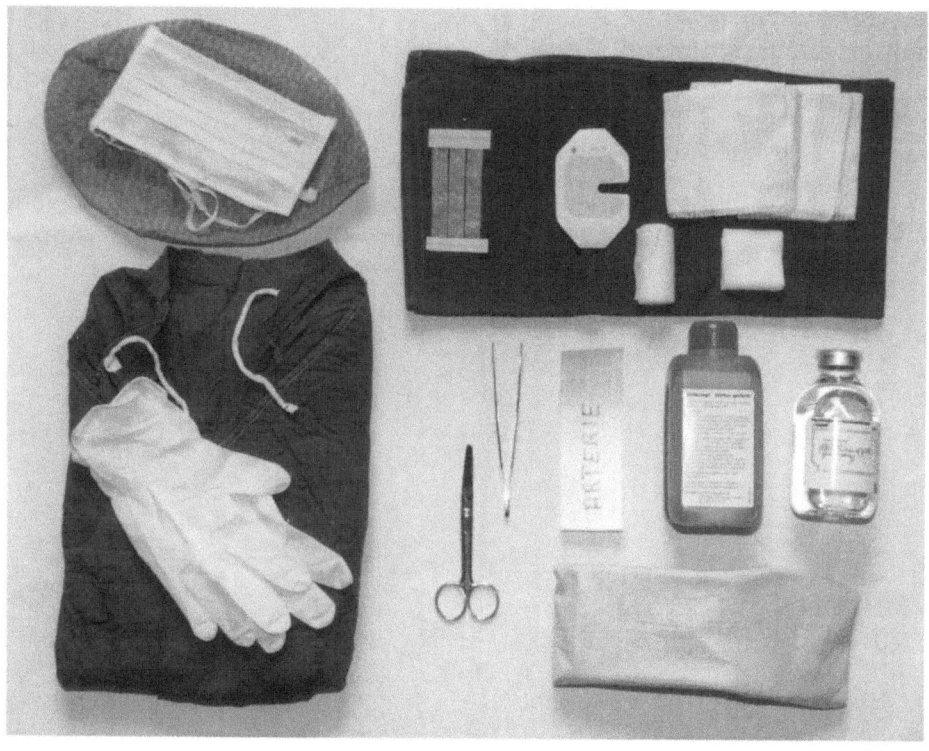

Abb. 23

Arterienkatheter

- **Kennzeichnungspflicht** – Vermeidung von versehentlicher i.a.-Injektion
- Arterienkatheter müssen **kontinuierlich überwacht** werden! (Blutungsgefahr bei Dislokation und Diskonnektion)

Entfernen der Arterienkanüle

- Rasches Entfernen der Kanüle mit sofortiger Kompression der Punktionsstelle
- Anlegen eines Druckverbandes
- Engmaschige Kontrollen – Blutungsgefahr
- **Cave:** Blutgerinnungsstörungen

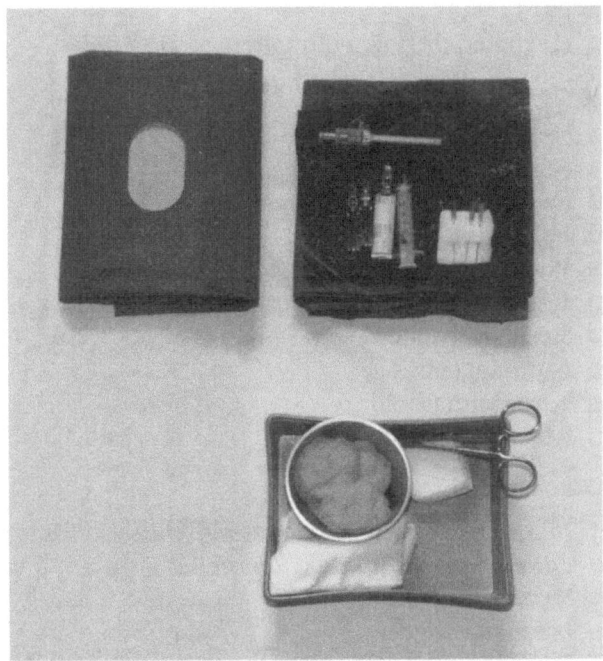

Abb. 24

Aszitespunktion

Abpunktieren einer Flüssigkeitsansammlung aus der Bauchhöhle

Pflegeprobleme

- Meist reduzierter Allgemeinzustand, wie Leistungsabfall, Müdigkeit und Gewichtsverlust
- Verdauungsschwierigkeiten durch Brechreiz, Völlegefühl, Übelkeit und Appetitlosigkeit
- Massive Zunahme des Bauchumfangs mit Zwerchfellhochstand – Dyspnoe, Atelektasen

Pflegeziele

- Wohlbefinden des Patienten, durch Punktion des Aszites
- Erleichterung der Atmung und bessere Belüftung der Lunge

Behandlungs- und Pflegemaßnahmen

- Ausreichende Information des Patienten
- Gerinnung kontrollieren
- Blase entleeren lassen
- Bauchumfang messen
- Rückenlagerung, Oberkörper leicht erhöht lagern oder seitliche Lagerung (30°)
- Hygienerichtlinien einhalten

Vorbereitung

- Sterile Handschuhe
- Schürze und Gesichtsmaske
- Desinfektionsmittel, Abdecktuch
- Lokalanästhetikum
- Verres-Kanüle oder ähnliches Produkt
- Aszitespunktionsset (Auffangbeutel, Dreiwegehahn, 50-ml-Spritze)
- Sterile Röhrchen
- Auffanggefäß
- Verbandmaterial
- Abwurfbehälter

Durchführung

- Markierung der Punktionsstelle mittels Ultraschall
- Desinfektion der Punktionsstelle
- Sterile Abdeckung
- Lokalanästhesie
- Punktion mittels Kanüle mit angesetztem Schlauchsystem

Aszitespunktion

- Punktionsflüssigkeit soll spontan abfließen
- Je nach Zustand des Patienten und Arztanordnung den Aszites ganz oder teilweise abfließen lassen
- Menge messen
- Evtl. Probe entnehmen (Bakteriologie, Zytologie, Leukozytenzahl, Eiweiß)
- Farbe des Aszites beachten (klar, blutig, ikterisch oder trüb)
- Nach dem Entfernen der Kanüle Einstichstelle verbinden
- Kontrolle des Bauchumfanges (Abb. 25)
- Nachblutungskontrolle
- Vitalzeichen kontrollieren
- Ver- und Entsorgen der Materialien

Cave

- Fehlpunktionen (Gefäße, Blase, Darm, Leber, Milz etc.)
- Kollapsgefahr bei zu rascher oder zu ausgiebiger Entlastung

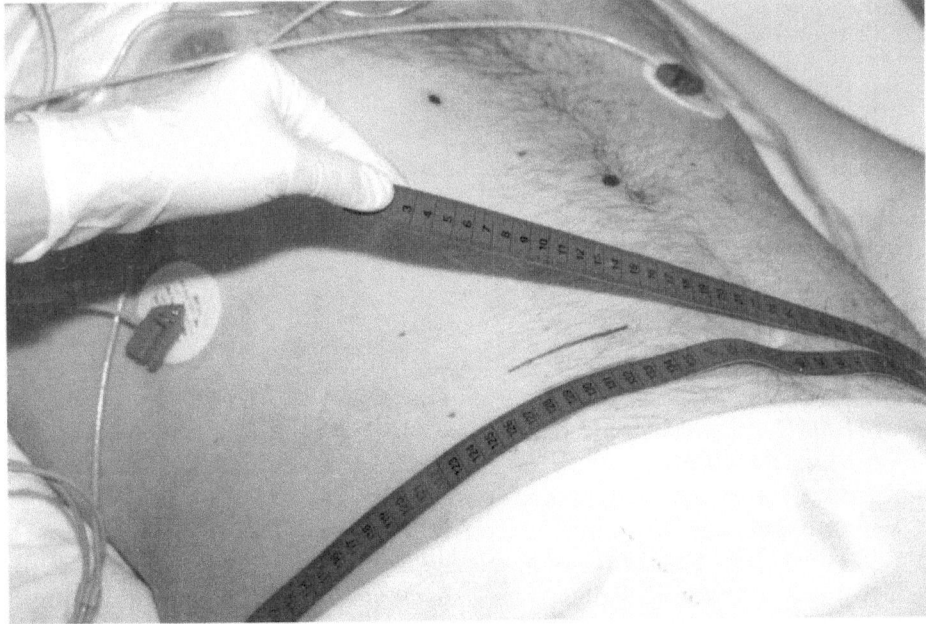

Abb. 25

Epiduralkatheter

Katheter im Epiduralraum zur optimalen Schmerztherapie

Pflegeprobleme

- Infektionsgefahr
- Bewegungseinschränkung (Lokalanästhetikum – Verletzung von Nervenfasern – epidurales Hämatom?!)
- Dislokation – Markierung beachten

Behandlungsziele

- Optimale Schmerztherapie
- Mobilisation und Atemtherapie sind leichter durchzuführen

Pflegemaßnahmen

- Patient ausreichend über die Behandlungsmaßnahme informieren
- Lagerung liegend: Seitenlage, wobei der Kopf gebeugt und die Füße angezogen sind
- Lagerung sitzend: Patient nach vorne gebeugt, „Katzenbuckel"

Vorbereiten des benötigten Materials (Abb. 26, 27)

- Mundschutz, Haube, Handschuhe, steriler Mantel
- Abdecktücher
- Desinfektionsmittel, sterile Tupfer
- Kanüle und Katheter
- Glasspritze (Widerstandsverlustmethode)
- Lokalanästhetikum mit Spritze
- Verband
- Abwurfbehälter

Durchführung

- Desinfektion
- Steril abdecken
- Verabreichen eines Lokalanästhetikums
- Punktion des Epiduralraumes
- Über die Touhynadel wird der Katheter in den Epiduralraum eingebracht – die Kanüle wird entfernt
- Korrekte Fixierung des Konnektors
- Verband anlegen
- Lagekontrolle – Testdosis Lokalanästhetikum verabreichen, um eine Fehllage auszuschließen – bei subduraler Lage des Katethers kommt es innerhalb weniger Minuten zur motorischen und sensiblen Blockade der unteren Extremität (= Spinalanästhesie)

Epiduralkatheter

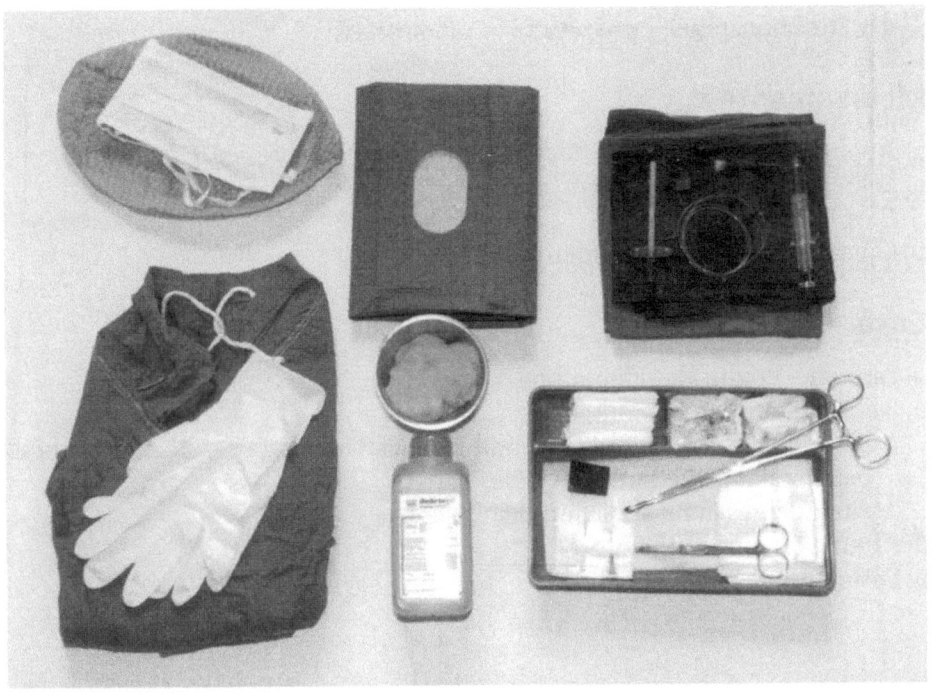

Abb. 26

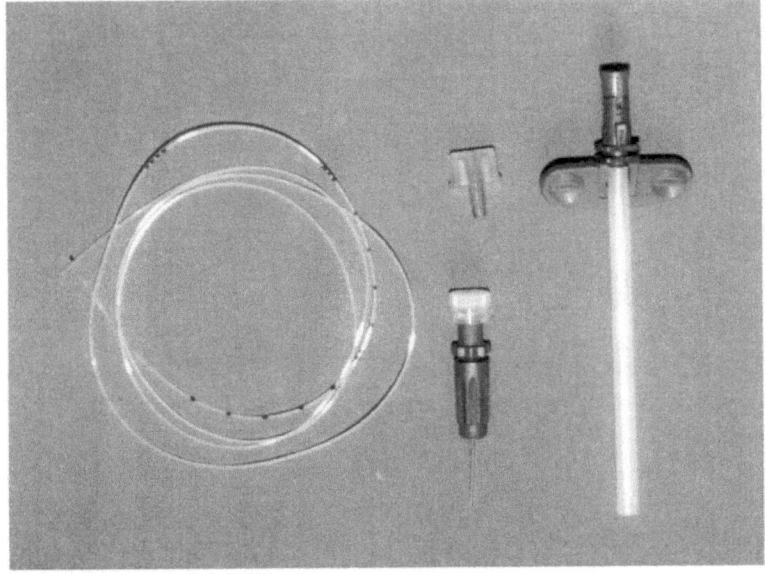

Abb. 27

- Genaue Dokumentation (Datum der Kathetersetzung, Markierung, Lage der Punktionstelle)

Medikamente

- Applikationsarten: Bolus oder kontinuierlich – Motorspritze
- Lokalanästhetikum (Carbostesin etc.)
- Clonidin
- Opiate (Morphium, Sufentanyl etc.)

Cave

- Paresen – epidurales Hämatom
- Bei Medikamentenapplikation:
    hämodynamisches und respiratorisches Monitoring – Blutdruckabfall bei Lokalanästhetika!
    Atemdepression/-stillstand bei Opiaten
- Abknicken des Katheters
- Dislokation des Konnektors

Knochenmarkbiopsie

Entnahme von Knochenmark zur histologischen Untersuchung

Pflegeprobleme

- Angst des Patienten vor dem Eingriff
- Schmerzen bei Aspiration des Knochenmarks

Ziel

- Ausreichende Materialgewinnung
- Schmerzlinderung

Pflegemaßnahmen und Vorbereitungen

- Patienten ausreichend über den Eingriff informieren
- Hygienemaßnahmen einhalten
- Rasur der Punktionsstelle
- Sternalpunktion: Rückenlagerung
- Beckenkammpunktion: Seitenlage

Vorbereiten des benötigten Materials

- Sterile Handschuhe, Mantel, Gesichtsmaske und Haube
- Lochtuch
- Hautdesinfektionsmittel
- Tupfer und Kompressen
- Lokalanästhetikum, Spritze und Kanüle
- Pflaster, Schere, Schnellverband
- Skalpell
- Punktionsset
- Punktionskanülen:
    Sternum: Westermann-Jensen-Kanüle mit verstellbarer Arretierplatte
    Beckenkamm: Yamshidi-Stanznadel
- Mehrere entfettete Objektträger
- Uhrglasschälchen oder steriles Reagenzglas
- Sandsack zur Kompression
- Abwurfbehälter

Durchführung

- Hautdesinfektion
- Lochtuch – steril abdecken
- Lokalanästhesie (Einwirkzeit beachten)
- Sternalpunktion: Einstich der Punktionskanüle mit Mandrin, Mandrin entfernen und steril ablegen – Aufsetzen der Spritze – Aspiration von Knochenmark – in Uhrglasschale (mit Natriumzitrat gefüllt) spritzen – Entfernen der Kanüle

- Beckenkammbiopsie: Einstich mit leicht drehenden Bewegungen, Entfernen der Kanüle – Knochenstanze mittels Mandrin in vorbereitete Fixierlösung stoßen
- Punktionsstelle einige Minuten komprimieren (Nachblutung)
- Steriler Druckverband – Sandsack

Nachsorge

- Kontrolle der Punktionsstelle
- Erkennen von Komplikationen (Blutungen, Entzündungen etc.)
- Bettruhe nach ärztlicher Anordnung
- Schmerztherapie bei Bedarf
- Untersuchung des Materials muß sofort erfolgen!

Komplikationen

- Nachblutung
- Infektion der Punktionsstelle (Osteomyelitis)
- Blutungen

Leberbiopsie

Entnahme von Lebergewebe zur histologischen Untersuchung

Pflegeprobleme

- Angst vor der Untersuchung
- Schmerzen
- Blutungsgefahr
- Nahrungskarenz

Pflegeziele

- Ausreichende Materialgewinnung
- Schmerzlinderung
- Möglichst angenehme Lagerung
- Erkennen von Komplikationen (Blutungen, Entzündungen etc.)

Vorbereitung und Pflegemaßnahmen

- Patient ausreichend über den Eingriff informieren
- Hygienemaßnahmen einhalten
- Patient 6 Stunden nüchtern lassen
- Blutgruppen- und Rhesusfaktorbestimmung
- Zwei gekreuzte Erythrozytenkonzentrate bereithalten
- Gerinnungsparameter kontrollieren
- Blasenentleerung vor der Untersuchung
- Rückenlagerung – evtl. Linksseitenlage, rechten Arm über den Kopf zur linken Schulter legen (Erweiterung der Intercostalräume)

Vorbereiten des benötigten Materials

- Sterile Handschuhe, Mantel, Gesichtsmaske
- Lochtuch
- Desinfektionsmittel, gebogene Kornzange und Kugeltupfer
- Lokalanästhetikum, Spritze und Kanüle
- Tupfer und Kompressen
- Skalpell, Lanzette
- Menghininadel
- Gefäß mit Fixierlösung (Biopsieprobe)
- Wundverband
- Kompressionskissen
- Ultraschallgerät

Durchführung

- Sonographische Markierung der Punktionsstelle
- Rasur der Punktionsstelle

- Desinfektion der Einstichstelle und Umgebung
- Steril abdecken
- Lokalanästhesie (Einwirkzeit beachten)
- Ultraschallkontrollierte Punktion
- Kompression der Einstichstelle
- Verband
- Dokumentation – Datum, Uhrzeit, Zustand der Punktionsstelle

Nachsorge

- Rechtsseitenlage
- Bettruhe nach ärztlicher Anordnung
- Regelmäßige Kontrolle der Punktionsstelle (Blutungsgefahr!)
- Kontrolle der Vitalparameter
- Blutbildkontrolle
- Schmerzen im Punktionsbereich beachten
- Bei Bedarf Ultraschallkontrolle

Kontraindikationen

- Gerinnungsstörungen

Komplikationen

- Nachblutung aus dem Stichkanal
- Verletzung von Gallenwegen
- Peritonitis
- Pneumothorax

Lumbalpunktion

Einstich in den Subduralraum (zwischen zwei Lendenwirbeln) zur Gewinnung von Liquor cerebrospinalis

Pflegeprobleme

- Angst vor der Punktion (Schmerzen)
- Kreislaufkollaps – vasovagale Synkope „im Sitzen"
- Lageabhängiger, postpunktioneller Kopfschmerz
- Infektion der Punktionsstelle

Ziel

- Sterile Gewinnung von Liquor cerebrospinalis zur Diagnostik

Pflegemaßnahmen

- Ausreichende Information des Patienten durch den Arzt
- Blutgerinnung kontrollieren
- Kontrolle des Augenhintergrundes zum Ausschluß einer Stauungspapille – Hirndruck!
- Hygienerichtlinien einhalten

Vorbereitung der benötigten Materialien

- Sterile Handschuhe und Gesichtsmaske
- Hautdesinfektionsmittel
- Gazetupfer
- Lochtuch
- Lokalanästhetikum, Spritze und feine Kanüle
- Pflaster, evtl. Kugeltupfer
- Spinalkanüle mit Mandrin
- Einführhilfe → Introducer
- Sterile Röhrchen für Untersuchungsmaterial

Durchführung

- Entsprechende Lagerung
    Sitzend: Knierolle, „Katzenbuckel"
    Liegend: seitliche Lagerung (Bett flach stellen – Wirbelsäule waagrecht, Knie angewinkelt und Kopf nach vorn gebeugt)
- Hautdesinfektion (Einwirkzeit beachten)
- Steriles Lochtuch plazieren
- Lokalanästhesie (Einwirkzeit beachten)
- Punktion mit dem Introducer
- Einführen der Spinalnadel durch den Introducer
- Mandrin zur Lagekontrolle entfernen – steril ablegen

- Liquor tropft ab – sterile Röhrchen füllen und rascher Transport ins Labor
- Nach Entfernen der Nadel, Punktionsstelle steriler Verband und leicht komprimieren
- Ver- und Entsorgung der benötigten Materialien
- Dokumentation – Menge, Konsistenz und Aussehen

Nachsorge

- Evtl. einige Stunden Bettruhe
- Verband kontrollieren – Nachblutung
- Veränderung der Bewußtseinslage

Komplikationen

- Postpunktionelle Kopfschmerzen
- Blutungen
- Nervenläsionen (Cauda equina)
- Infektionen
- Einklemmung bei erhöhtem Hirndruck

Nierenbiopsie

Entnahme von Nierengewebe zur histologischen Untersuchung

Pflegeprobleme

- Unangenehme Lagerung
- Angst vor der Untersuchung
- Schmerzen
- Blutungsgefahr
- Nahrungskarenz

Ziel

- Ausreichende Materialgewinnung
- Schmerzlinderung
- Möglichst angenehme Lagerung
- Erkennen von Komplikationen (Blutungen, Entzündungen etc.)

Pflegemaßnahmen

- Patient ausreichend über den Eingriff informieren
- Hygienemaßnahmen einhalten
- Patient nüchtern lassen
- Blutgruppen- und Rhesusfaktorbestimmung
- Zwei gekreuzte Erythrozytenkonzentrate bereithalten
- Gerinnungsparameter kontrollieren
- Vor der Untersuchung – Blasenentleerung
- Bauchlagerung – ein festes Kissen unter den Bauch legen

Vorbereiten des benötigten Materials

- Sterile Handschuhe, Mantel, Gesichtsmaske
- Lochtuch
- Desinfektionsmittel, gebogene Kornzange und Kugeltupfer
- Lokalanästhetikum, Spritze und Kanüle
- Menghininadel
- Skalpell oder Lanzette
- Tupfer und Kompressen
- Gefäß mit Fixierlösung (Biopsieprobe)
- Wundverband

Durchführung

- Sonographische Markierung der Punktionsstelle
- Rasur der Punktionsstelle
- Desinfektion der Einstichstelle und Umgebung
- Lochtuch – steril abdecken

- Lokalanästhesie (Einwirkzeit beachten)
- Einstechen der Biopsienadel
- Gewebsprobenentnahme
- Nadel entfernen und Wundverband anlegen
- Dokumentation – Datum, Uhrzeit, Zustand der Punktionsstelle

Nachsorge

- 24 Stunden Bettruhe und 6 Stunden Rückenlage
- Regelmäßige Kontrolle der Punktionsstelle (Blutungsgefahr!)
- Kontrolle der Vitalparameter
- Blutbildkontrolle
- Postpunktionelle Harnkontrollen – Sediment, Erythrozyten
- Schmerzen im Punktionsbereich beachten
- Bei Bedarf Ultraschallkontrolle

Kontraindikationen

- Gerinnungsstörungen
- Nierenzysten, Nierentumor, Pyelonephritis
- Einzelniere (anatomisch oder funktionell)
- **Ausnahme:** Transplantatniere

Komplikationen

- Nachblutung
- Infektion

Pericardpunktion

Ableiten von Flüssigkeiten aus dem Herzbeutel

Pflegeprobleme

- Einschränkung der Hämodynamik durch Ansammlung von Flüssigkeiten (Blut, Exsudat, Transudat) im Herzbeutel
- Die Herzbeuteltamponade führt zu einer Behinderung der Ventrikeldilatation in der Diastole – kann unbehandelt lebensbedrohlich sein
- Klinische Zeichen der Herzbeuteltamponade: Todesangst, Kaltschweißigkeit, Einflußstauung – gestaute Halsvenen, Hypotonie, Tachycardie, vegetative Symptomatik etc.

Ziele

- Verbesserte Hämodynamik
- Diagnostik – Materialgewinnung

Behandlungs- und Pflegemaßnahmen

- Patient ausreichend informieren
- Patient monitieren
- Hygienemaßnahmen einhalten

Vorbereitung der benötigten Materialien

- Sterile Handschuhe, steriler Mantel, Gesichtsmaske, Haube
- Gazetupfer
- Hautdesinfektionsmittel
- Lokalanästhetikum, Spritze und Nadel
- Punktionskanüle mit Katheter (evtl. zentraler Venenkatheter)
- 10-ml-Spritze
- NaCl 0,9%
- Dreiwegehahn
- Drainagesystem
- Sterile Röhrchen für Mikrobiologie, evtl. Blutbildbestimmung, Hämatokrit etc.

Durchführung

- Oberkörper hochlagern
- Punktionsstelle desinfizieren und steril abdecken
- Lokalanästhesie (Einwirkzeit beachten)
- Punktion des Pericards
- Einführen des Katheters mit Seldinger-Technik
- Verbinden des Katheters mit dem Dreiwegehahn und dem Ableitungssystem

- Röntgenologische Lagekontrolle des Katheters
- Steriler Wundverband
- Dokumentation – Menge, Konsistenz, Aussehen

Komplikationen

- Fehlpunktionen: Bauchorgane
- Verletzung der Koronargefäße, des Myokards oder des Reizleitungssystems
- Rhythmusstörungen
- Mediastinalblutungen

Pleurapunktion

Einstich in den Pleuraraum zur Entnahme von Flüssigkeit

Pflegeprobleme

- Kollaps
- Pneumothorax bei Lufteintritt in den Pleuraraum
- Lungenödem bei zu schneller Entlastung
- Starker Hustenreiz durch Reiben der Pleurablätter nach Entlastung
- Infektionsgefahr

Ziele

- Entlastung – Diagnostik (Keimnachweis)
- Verbesserung der Lungenfunktion

Pflegemaßnahmen

- Patient ausreichend informieren
- Hygienemaßnahmen einhalten
- Patient in sitzende Position bringen
- Patient monitieren
- Rasur der Punktionsstelle

Vorbereitung des benötigten Materials (Abb. 28)

- Sterile Handschuhe, Mantel und Gesichtsmaske
- Desinfektionsmittel, Kornzange und Kompressen
- Einmalrasierer
- Lochtuch
- Lokalanästhetikum, Spritze, Nadel, evtl. Skalpellklinge
- Verres-Kanüle o. ä.
- Ableitungssystem
- Wundverband

Durchführung (Abb. 29)

- Markierung der Punktionsstelle mit Ultraschall
- Lagerung: „Querbett sitzen", Pflegeperson stützt Patienten
- Punktionsstelle desinfizieren
- Steril abdecken – Lochtuch
- Lokalanästhesie (Einwirkzeit beachten)
- Nach Punktion Ableitungssystem anschließen
- Kanüle entfernen
- Wundverband (evtl. luftdicht)
- Oberkörper hochlagern
- Vitalzeichen-Kontrolle

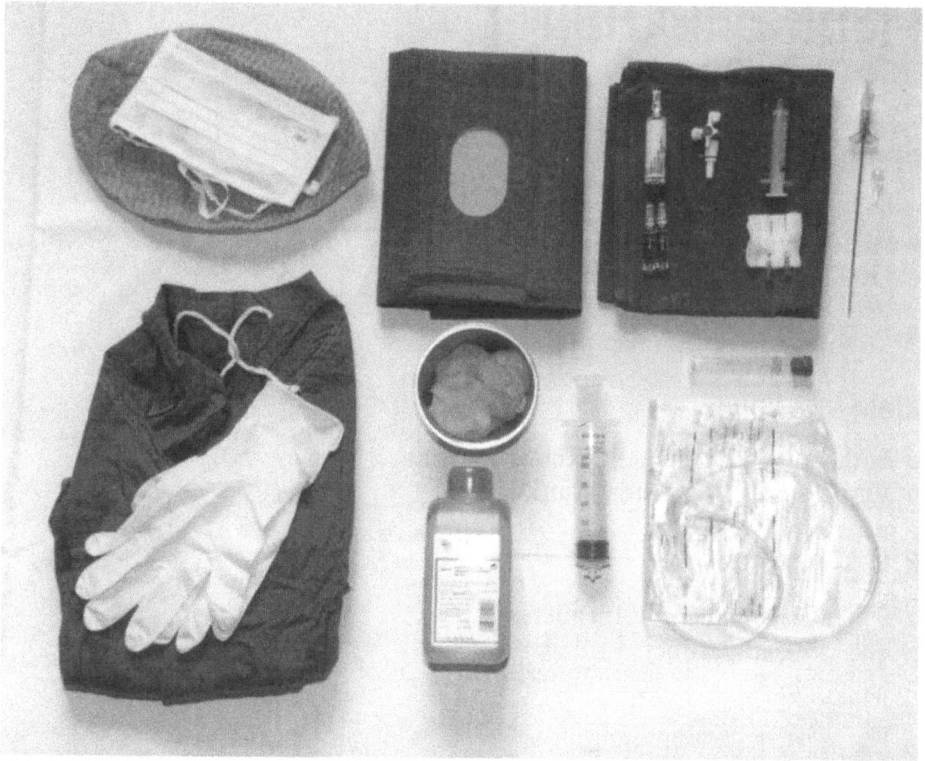

Abb. 28

- Punktat zur Untersuchung ins Labor schicken
- Menge und Aussehen dokumentieren
- Material entsprechend ver- und entsorgen
- Thorax-Röntgenkontrolle

Komplikationen

- Pneumothorax
- Verletzung der Intercostalgefäße
- Verletzung von Lunge, Leber, Milz etc.
- Hämatothorax
- Infektion

Pleurapunktion

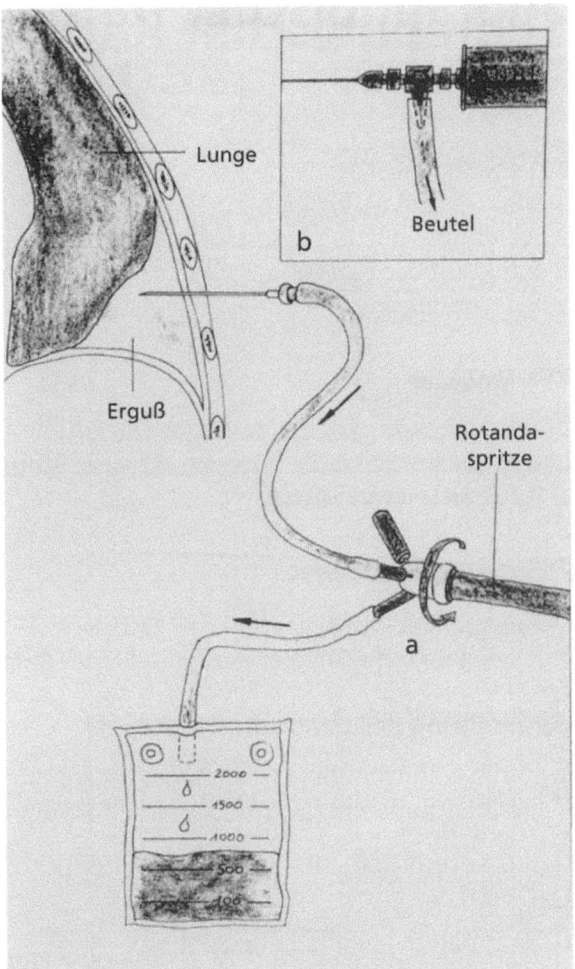

Abb. 29

Suprapubischer Katheter

Perkutane Blasenpunktion oberhalb der Symphyse – Einbringen eines speziellen Katheters

Pflegeprobleme

- Makro- und Mikrohämaturie
- Ableitungsstörung – durch Knicken, Verstopfung und Dislokation
- Infektion der Punktionsstelle
- Blaseninfektion

Pflegeziele

- Schmerzfreier, kontinuierlicher Harnfluß
- Intakte Einstichstelle (Drucknekrosen, Blutungen etc.)
- Infektionsvermeidung

Pflegemaßnahmen

- Ausreichende Information des Patienten
- Hygienemaßnahmen einhalten – Händedesinfektion

Vorbereitung des benötigten Materials

- Sterile Handschuhe, Gesichtsmaske, Haube und Mantel
- Desinfektionsmittel, Kornzange und Kompressen
- Lochtuch
- Lokalanästhetikum, Spritze und Kanüle
- Punktionsset
- Nahtmaterial, Nadelhalter, Schere
- Harnableitungssystem (evtl. Stundenharnmeßsystem)
- Wundverband

Durchführung

- Verschiedene Möglichkeiten
    ultraschallgezielte Punktion der gefüllten Blase (Füllung mit Hilfe eines transurethralen Blasenkatheters)
    Punktion der vollen Blase (gesteigerte Volumenzufuhr, Diurese forcieren oder liegenden Dauerkatheter abklemmen)
- Hautdesinfektion – steril abdecken
- Lokalanästhesie verabreichen – Einwirkzeit
- Nach Punktion – Katheter mit Ableitungssytem verbinden
- Fixierung des Katheters (Fixierungsplatte, Naht)
- Wundverband
- Dokumentation – Einstichstelle, Längenmarkierung, Datum

Vorteile

- Vermeidung von Harnröhrenstrikturen, vor allem bei männlichen Patienten
- Kein irritierendes Fremdkörpergefühl in der Harnröhre

Komplikationen

- Verletzung von Bauchorganen
- Infektion
- Punktionsbedingte Blutungen (Koagel) → Blasentamponade
- Dislokation

Venenkatheter

Einbringen eines Katheters in die Vena cava zur Infusionstherapie und zur ZVD-Messung

Pflegeprobleme

- Angst des Patienten vor dem Eingriff
- Lagerungsbedingte Atemnot (Oberkörpertieflage)
- Eindringen von Luft während der Punktion
- Infektion der Punktionsstelle
- Einschwemmung von Keimen

Pflegeziel

- Adäquate Fixierung des Katheters
- Entzündungsfreie Punktionsstelle
- Infektionsvermeidung
- Katheterdurchgängigkeit

Pflegemaßnahmen

- Ausreichende Information des Patienten
- Hygienerichtlinien einhalten
- Lagerung je nach Punktionsort:
    V. subclavia, V. anonyma: flache Rückenlage, Kopf leicht zur Gegenseite drehen, bei hypovolämischen Patienten Oberkörpertieflage zur besseren Venenfüllung
    V. jugularis interna (evtl. V. jug. externa): Oberkörpertieflage
    V. femoralis und V. basilaris: leichte Oberkörperhochlagerung

Vorbereiten des benötigten Materials

- Einmalrasierer
- Bettschutz
- Sterile Handschuhe, Mantel, Gesichtsmaske und Haube
- Lochtuch
- Hautdesinfektionsmittel, Kornzange und Tupfer
- Lokalanästhetikum, Spritze und Kanüle
- Spritzen 5 ml/10 ml
- Kanülen verschiedener Größe
- Zentralvenenkatheterset (Seldinger-Spirale, Katheter, Punktionsmaterial, Dilatator, Skalpell, diverses Kleinmaterial)
- Dreiwegehähne (Anzahl je nach Lumina)
- Nahtmaterial, Nadelhalter, sterile Schere
- Wundverband
- Kontrastmittel
- Abwurfbehälter

Durchführung

- Rasur der Punktionsstelle (bei Bedarf)
- Bettschutz unter Kopf und Schulter legen
- „Steriles Zureichen" des vorbereiteten Materials
- Psychische Betreuung des Patienten
- Wundverband anlegen
- Ver- und Entsorgen der Utensilien
- Dokumentation – Katheterposition, Datum, Anzahl der Lumina, Längenmarkierung im Hautniveau (links ca. 18 cm, rechts ca. 15 cm), Zustand der Punktionsstelle
- Absenken der Infusion unter das Herzniveau – bei Rückstrom von Blut intravasale Lage des Katheters „mit an Sicherheit grenzender Wahrscheinlichkeit"!
- Dokumentation der korrekten Katheterlage mittels Thoraxröntgen – Kontrastmittel verwenden, um extravasale Lage zu erkennen

Komplikationen

- Gefäßperforation
- Herzrhythmusstörungen
- Herzmuskelperforation
- Luftembolie
- Fehllagen
- Pneumothorax
- Hämatothorax
- Hautemphysem

Venenverweilkanüle

Punktion einer peripheren Vene, Setzen einer Kunststoffkanüle

Pflegeprobleme

- Einschränkung der Bewegungsfreiheit
- Dislokalisation: Paravenöse Injektion/Infusion
- Venenreizung durch Kunststoff – Thrombophlebitis
- Bakterielle Kontamination – Infektion

Pflegeziel

- Intakte Punktionsstelle
- Frühzeitiges Erkennen von Infektionszeichen
- Liegedauer: „So kurz wie möglich, so lange wie nötig!", maximale Verweildauer 48 Stunden!
- Funktionsfähigkeit erhalten: Spülen nach der Punktion und nach Blutabnahmen

Pflegemaßnahmen

- Ausreichende Information des Patienten
- Hygienerichtlinien einhalten

Vorbereiten des benötigten Materials

- Bettschutz
- Handschuhe
- Staubinde
- Hautdesinfektionsmittel
- Tupfer
- Venenverweilkanüle
- Pflaster – Wundverband
- Abwurfbehälter

Durchführung

- Händedesinfektion
- Venenstauung anlegen
- Desinfektion der Punktionsstelle
- Punktion der Vene
- Entfernen der Stahlkanüle – Vorschieben der Kunststoffkanüle
- Fixierung
- Wundverband
- Dokumentation: Datieren des Wundverbandes mit Punktionsdatum, Punktionsort und Verweildauer

Cave

- Keine hyperosmolaren Lösungen infundieren
- Ausnahme: hämorrhagischer Schock → hyperonkotische/hyperosmolare Lösung

Richtlinien

Atemtherapie

Maßnahmen zur Verbesserung der Lungenfunktion

Pflegeprobleme

- Immobilität
- Schmerzen
- Traumen, Operationen
- Sekretstau
- Erkrankungen der Atemmuskulatur „Atempumpe"
- Erkrankungen der Lunge
    Atelektasen
    Pneumonie
    ARDS

Pflegeziele

- Erleichterung der Expektoration
- Sekretmobilisation
- Verbesserung der Lungenfunktion
- Adäquate Schmerztherapie

Pflegemaßnahmen

- Frühmobilisation
- Atemmuskeltraining – Physiotherapie
- **Technische Hilfen**

TRIFLO®

Antriebsspirometer – nach Art eines Rotameters – zur Kontrolle der Inspiration

Indikationen

Nach größeren Operationen vor allem im Brust- oder Bauchraum, wenn tiefes Atmen schmerzbedingt unterdrückt wird

Durchführung

Mundstück in den Mund nehmen, nur so kräftig einatmen, um die Kugeln in den Kammern anzuheben und **möglichst lange** oben zu halten. Zu Beginn der Therapie gelingt es oft nur, ein bis zwei Kugeln oben zu halten.

Damit erreicht man eine Vergrößerung der funktionellen Residualkapazität.

- 1 Kugel   600 ml/s
- 2 Kugeln   900 ml/s
- 3 Kugeln   1200 ml/s

Hinweis
- Ein präoperatives Training mit dem Gerät erleichtert die postoperative Anwendung
- Das „umgedrehte" Gerät kann auch zum Training der Ausatmung verwendet werden – „Atembremse"

Flutter®

Therapiegerät zur Verbesserung der Ausatmung mit 2 Effekten:
- Positiver Ausatmungsdruck
- Vibration

Wirkprinzip

Der Flutter besteht aus einem Mundstück und einem mit Löchern versehenen Kopfteil. Im Inneren befinden sich ein Trichter und eine schwere Metallkugel. Die Kugel liegt im Trichter und bewirkt einen Widerstand beim Ausatmen. Beim Ausatmen wird die Kugel angehoben, die Luft kann entweichen. Der Druck nimmt ab, die Kugel sinkt zurück und verschließt den Trichter. Durch die rasche Bewegung der Kugel entstehen Vibrationen, die sich auf die Lunge übertragen (Abb. 30).

Indikation
- Atemwegserkrankungen – Schleimmobilisierung:
    - Chronisch Obstruktive Lungen Erkrankung
    - Bronchiektasien
    - Mukoviszidose
- Postoperativ – vor allem nach Lungenoperationen

Durchführung

Flutter in beide Hände nehmen, Ellbogen aufstützen, tief einatmen, Atem für einen Moment anhalten, langsam auch mit Hilfe der Bauchmuskulatur durch den Flutter ausatmen.

Mundstück im Mund behalten, durch die Nase einatmen und wieder langsam durch das Gerät ausatmen.

Beim ersten Ausatmen Gerät waagrecht halten, beim weiteren Ausatmen das Gerät ein wenig nach oben oder unten neigen.
- Je steiler der Flutter nach oben geneigt wird, um so schwerer und kürzer ist die Ausatmung
- Je flacher der Flutter eingestellt ist, um so leichter und länger ist die Ausatmung

Bei richtiger Lage des Flutters kann der Patient fühlen, wie der Brustkorb mitschwingt (sogenannte Resonanzschwingung). Diese Vibrationen führen dazu, daß sich der zähe Schleim verflüssigt, lockert und leichter abgehustet werden kann (Abb. 31).

Atemtherapie

Kontraindikation
- Pneumothorax

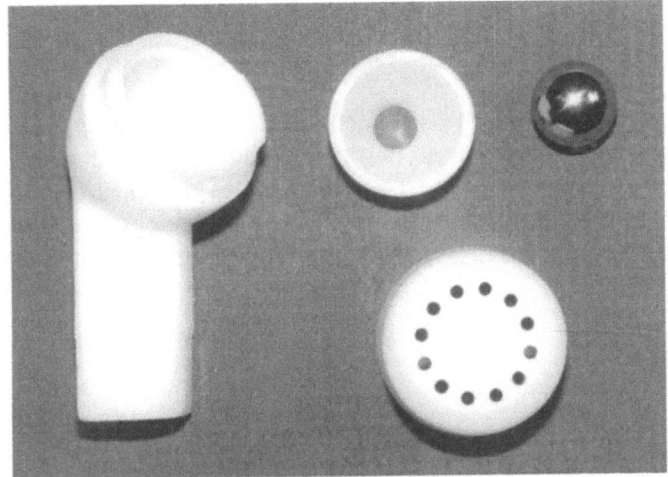

Abb. 30

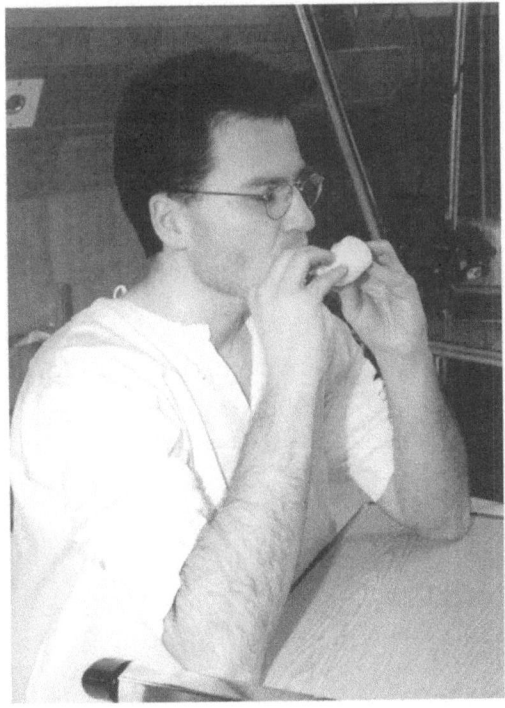

Abb. 31

Abklopfen des Thorax, Vibrationsmassage

Zur Lockerung des Bronchialsekretes – zur Förderung des Abtransports

Abklopfen

Abklopfen erfolgt meist in Seitenlage, noch effektiver in entsprechender Lagerungsdrainageposition. Die Hände dabei schüsselförmig wölben, langsam und regelmäßig mit Gefühl mehrere Minuten lang die Thoraxwand vorallem über der betroffenen Lungenpartie beklopfen.

Vibrationsmassage

Vibrationen können entweder mit der Hand oder mit einem Vibrationsgerät ausgeführt werden und sollen nur während der Exspiration angewendet werden. Die Schwingungen werden durch die Thoraxwand auf das darunterliegende Lungengewebe übertragen. Dadurch wird das Sekret gelockert und in die Bronchien befördert, von wo sie ausgehustet oder abgesaugt werden können.

Kontraindikation

- Schmerzen, z.B. Rippenserienfraktur
- Akute Infektionen der Lunge

CliniJet®

Wirkprinzip

Durch hohen Flow und niedrige Volumina entstehen bei geringer Druckbelastung Schwingungen, die zum „Ketchup-Effekt" (Thixotropie) führen – Schleimverflüssigung!

Verschiedene Modelle

- CliniJet kompakt (oral)
- CliniJet Standard (Tubus/oral)
- CliniJet integral mit individueller Einstellbarkeit für einen oder mehrere Parameter (O_2-Mischer und Druckreduzierventil)

Die Frequenz liegt mit 600 pro Minute in einem Bereich, in dem der Patient keine Einzelschwingung, sondern nur mehr Vibrationen wahrnimmt.
Die Druckbelastung liegt bei oraler Anwendung bei ca. 2 mbar, bei Anwendung über Tubus bei ca. 5 mbar

Indikationen

- Sekretmobilisierung
- Wiederbelüftung schlecht ventilierter Areale
- Erhöhter Hirndruck

Orale Anwendung

Durchführung

- Schlauch mittels Bajonettverschlusses am Gerät befestigen
- Behälter am Mundstück immer mit 5 ml Aqua dest. füllen, kein NaCl verwenden (salziger Geschmack)
- Übliche Anwendungsform: 5 min/Std., Tag-Nacht-Rhythmus beachten

Anwendung bei intubierten Patienten

Durchführung

- Adapter mit Luer-Anschluß
- Tubuskonnektionsstück (Winkelkonnektor)
- „Schalldämpfer" (Gerät in Tuch einschlagen)

Zum Ausgleich der Atemzugvolumenerhöhung durch die Jet-Überlagerung muß das Atemzugvolumen am Respirator reduziert werden (Firmenempfehlung beachten!)

Intermittierende Anwendung

Alle 1–2 Stunden ca. 5 Minuten – die Viskosität des abzusaugenden Sekretes wird herabgesetzt.

Bei speziellen Lungenerkrankungen (ARDS etc.) ist auch eine kontinuierliche Anwendung möglich.

Probleme der Anwendung

- Lärmbelastung
- Respiratorumstellung
- Unbrauchbare $EtCO_2$-Werte
- Blutdruckabfall bei einzelnen Patienten (Hypovolämie)
- Unangenehmes „Druckgefühl" beim Patienten

CPAP

Continuos Positive Airway Pressure –
Spontanatmung mit konstantem positivem Atemwegsdruck

Wirkprinzip

High Flow-CPAP

In den Atemwegen wird durch ein PEEP-Ventil und einen Federbalg sowohl bei der Inspiration als auch bei der Expiration ein positiver Atemwegsdruck aufrechterhalten. Zur Vermeidung von CO_2-Rückatmung muß ein hoher Gasflow (Luft-Sauerstoff-Gemisch) verabreicht werden.

- Reduziert die inspiratorische und erhöht die exspiratorische Atemarbeit. Manche Patienten empfinden den endexspiratorischen Druck von 5 mmbar unangenehm: Gefühl des „Nicht-richtig-ausatmen-Könnens!"

- Vergrößert die Gasaustauschoberfläche durch Wiedereröffnung von Alveolen
- Eröffnet atelektatische Lungenareale

Bei den meisten Beatmungsgeräten besteht die Möglichkeit eines Demand-CPAP.

Vorteil: Kein hoher Gasflow notwendig, besseres Monitoring
Nachteil: höhere Atemarbeit (durch Ventilmechanismus)

Voraussetzung ist eine Spontanatmung mit ausreichender CO_2-Elimination und tolerabler Atemmechanik – intakte Atempumpe!

Indikation

- Respiratorische Partialinsuffizienz (Oxygenierungsstörung)
- Cardiales Lungenödem
- Pneumonie
- Postoperative Atemhilfe
- Entwöhnung vom Respirator
- Evtl. chronisch obstruktive Ventilationsstörung

Durchführung

CPAP kann sowohl über eine dicht sitzende Gesichtsmaske, Nasenmaske, einen Endotrachealtubus oder ein Tracheostoma angewendet werden.

Voraussetzung bei Masken-CPAP

- Kooperation des Patienten – keine Bewußtseinsstörung
- Freie Atemwege
- Intakter Schluckreflex
- Adäquate Analgosedierung
- keine Verletzungen des Gesichtsschädels

Einstellung

Vor Beginn der CPAP-Therapie
- Hoher Inspirationsflow von etwa 30 Liter
- Ca. 5 mbar PEEP
- Befeuchtungseinstellung beachten

Probleme bei Masken-CPAP

- Schlucken von großen Luftmengen – Aspirationsgefahr
- Gewöhnung an die Maske, die oft nur unter starkem Druck (Druckstellen) richtig abdichtet. Angst und Beklemmungsgefühl sind oft die Folgen

Monitoring

- Pulsoxymetrie
- Kapnometrie ($EtCO_2$ und Atemfrequenz)
- Klinische Kontrolle

Erschöpfungszeichen
- Unruhe des Patienten
- Anstieg der Atemfrequenz (40–50/min)
- Abfall der Sauerstoffsättigung

Basale Stimulation

Voraussetzung für die Übertragung in die Pflege

- Absolvierung des Basiskurses (Dauer 3 Tage)
- Teamgeist
- Kontinuität der Maßnahmen
- Ruhe und Zeit
- Pflegeanamnese (Fremd und/oder Eigenanamnese)
- Dokumentation
- Beobachtung des Patienten (Vitalparameter, Mimik, Tonus, kleine Bewegungen beachten)
- Basale Stimulation darf nur von **einer** Person ausgeführt werden, d. h., verschiedene Pflegemaßnahmen dürfen nicht gleichzeitig durchgeführt werden

Pflegeanamnese

Eine Pflegeanamnese ist die Voraussetzung für „maßgeschneiderte" Pflegemaßnahmen. Im Idealfall sollte eine Eigenanamnese erhoben werden.

Die Fremdanamnese ist eine weitere Stütze im Pflegealltag und kann uns als Anhaltspunkt dienen. Trotzdem obliegt es dem Pflegeteam, den betreuten Menschen genau zu beobachten und ihm unvoreingenommen zu begegnen. Nicht selten zeigen die betroffenen Patienten andere Reaktionen als erwartet. Ein häufiger Fehler ist die Projektion der eigenen Bedürfnisse auf den Patienten. Da der Patient sehr häufig nicht sprechen kann (Bewußtseinseinschränkung, Intubation etc.) sind Kommunikationshilfen (Mimik, Gestik, Tonus und vegetative Zeichen) notwendig.

Wo kann man das Konzept der Basalen Stimulation einsetzen?

Grundpflege

Waschungen

- Körpergrenzen im Rahmen der Pflege erfahrbar machen
- Die Körpergröße aus der Sicht des Patienten vermitteln – „Wo beginnt mein Körper?" (Fußsohlen etc.) – „Wie groß bin ich?" (Fingerspitzen, Kopf etc.)

Mundpflege

- „Mund bewußt spüren"
- Vertraute, „angenehme" Flüssigkeiten verwenden
- Eigene Pflegeutensilien verwenden (elektrische Zahnbürste etc.)

Basale Stimulation

Lagerungen
- Sicherheit vermitteln, „Nest bauen"
- Eigenen Körper spüren lassen

Mobilisation
- Körpergrenzen spüren lassen
- Fußsohlen massieren, vibrieren, kneten
- Atemstimulierende Einreibung

Beruhigende Ganzkörperwaschung

Zielgruppe:
- Ängstliche Patienten (vor Operationen)
- Hyperaktive Patienten
- Patienten mit neurologischen Erkrankungen (Mb. Alzheimer, Organisches Psychosyndrom etc.)
- Bei Einschlafstörungen

Vorbereitung
- Angenehme Zimmertemperatur
- Wassertemperatur zwischen 37°–40° C
- Flauschige Handtücher und Waschlappen verwenden
- Waschlappen sollte gut ausgewrungen sein
- In der ersten Zeit keinen, im weiteren Verlauf den gewohnten Waschzusatz verwenden
- Basale Stimulation sollte nicht länger als 20 Minuten dauern

Initialberührung (Schulter), ansprechen, Beginn der Ausführung
- Am Körperstamm in der Haarwuchsrichtung beginnen
- Konzentriertes, ruhiges Arbeiten, so wenig wie möglich sprechen
- Mit gleichmäßigem Druck, möglichst umfassend („nachmodellieren") und mit flächig aufgelegter Hand (evtl. Socken statt Waschlappen verwenden) nur in „eine" Richtung waschen
- Kontinuierlicher Kontakt zum Patienten: eine Hand bleibt am Körper des Patienten, die andere setzt erneut an
- Brust- und Genitalbereich aussparen (Intimzonen)
- Gesicht zum Schluß mit flächig aufgelegter Hand, von der Wange Richtung Kinn waschen
- Waschvorgang mehrmals wiederholen
- Beim Abtrocknen gelten dieselben Regeln
- Ein zusätzliches warmes Fußbad wird wohltuend empfunden

Basalstimulierende Bobath-Wäsche

Zielgruppe:
- Patient mit Hemiplegie, Paresen und anderen neurologischen Erkrankungen

Bei dieser Art von Waschung soll der Patient spüren, wie sich die gesunde Körperseite „anfühlt". Anschließend wird die „kranke" Seite gewaschen, um dem Patienten Körpergefühl zu vermitteln. Es ist wichtig, die mentalen Ressourcen des Patienten mit einzubeziehen.

- Initialberührung (Schulter), ansprechen, Beginn der Ausführung

Ausführung

Pflegende(r) steht auf der Hemiplegieseite

- Langsames, ruhiges Ausführen; mental auf den Patienten einwirken, z.B. „Fühlen Sie genau hin, wie sich Ihre Finger, Ihr Handrücken, Ihr Arm etc. anfühlt, nun stellen Sie sich vor, was Sie auf der kranken Seite fühlen sollten"
- Der Patient soll sich den Waschlappen selbst über die gelähmte Hand ziehen, danach sein Gesicht „von der gesunden zur gelähmten Seite hin" waschen – „nachspüren"
- Eine komplette Versorgung erst der einen, dann der anderen Körperhälfte darf nicht erfolgen
- Abtrocknen erfolgt in derselben Reihenfolge

Bauchlagerung

Spezielle Lagerung zur Verbesserung des Gasaustausches

Vorteile

- Verbesserung des Ventilations-/Perfusionsverhältnisses
- Verringerung von Totraum und Shuntvolumen
- Umverteilung des extravaskulären Lungenwassers
- Eröffnung von Atelektasen

Kontraindikationen   *Prioritätsabhängig!*

- Erhöhter Hirndruck
- Schädel-Hirn-Trauma
- „Offenes Sternum" – „Offener Bauch"
- Instabile Frakturen
- Fixateur externe – je nach Lokalisation

Pflegemaßnahmen

- Ausreichende Information des Patienten
- Auskultation vor und nach Lagerung – Kontrolle der Tubuslage
- Endotracheale Absaugung bei Bedarf
- Sicherung sämtlicher Drainagen und Katheter
- Exakte Fixation und Lagekontrolle des Tubus
- Analgosedierung, Relaxierung, Präoxygenierung (3–5 min)

Vorbereiten des benötigten Materials

- Spezialbett (Mediscus) in Arbeitsstellung
- Lagerungshilfsmittel (U-förmige Kissen)
- EKG-Elektroden
- Leintuch

Durchführung

- Zwei Pflegepersonen, ein Arzt (Gefahr von Komplikationen)
- Eine Person am Kopfende (Koordinator) sichert zentralvenöse Zugänge, Tubus/Endotrachealkanüle, dreht Kopf des Patienten
- Eine Pflegeperson an jeder Bettseite
- Die Drehrichtung ergibt sich aus liegenden Drainagen und anderen „Hindernissen" (Bülau-Drainage, Operationswunden etc.)
    Als Beispiel: Drehung über rechts
    Patienten in Rückenlage mit Leintuch zum linken Bettrand ziehen
    Drainagen und Katheter auf die rechte Seite bringen
    Rechten Arm adduzieren, evtl. Hand unter rechte Gesäßhälfte schieben
    Patient in rechte Seitenlage bringen, eine Pflegeperson hebt den Patienten mit dem Leintuch an

Zweite Pflegeperson sichert auf der rechten Seite den Patienten gegen unbeabsichtigtes Nachvornekippen
Einlegen eines weiteren Leintuches unter dem vorhandenen bis zur Bettmitte
Patienten in Bauchlage drehen
- EKG-Elektroden am Rücken aufkleben, Patient vollständig monitieren
- Kontrolle von Tubus, Katheter, Drainagen etc.
- Dekubitusprophylaxe
Lagewechsel: Kopf und Extremitäten 2- bis 3stündlich

Wichtig

- Vor der Bauchlagerung: Präoxigenieren, evtl. zusätzlich analgosedieren und relaxieren
- Dauer der Bauchlagerung ca. 12 Stunden
- Kontrolle von Blutdruck, Herzfrequenz, Oxigenierung etc. während des Drehvorganges
- Drainagen und Katheter sollten nicht unter den Patienten gelegt werden – Dekubitusgefahr
- Je nach klinischem Zustand können verschiedene Lagerungsvarianten gewählt werden (Trendelenburg – Anti-Trendelenburg)

Komplikationen

- Obstruktion/Okklusion des Tubus
- Tubusdislokalisation
- Extubation
- Bronchospasmus
- Hämodynamische Instabilität
- Herzmassage in Bauchlage insuffizient
- Dislokation von Kathetern und Drainagen
- Hornhautschäden
- Ödeme im Gesichtsbereich
- Dekubitus an exponierten Stellen (Stirn, Nase, Schultern, Beckenkamm, Knie, Schienbein, Fußrücken etc.)

Bilanzierung

Überwachung von Ein- und Ausfuhr

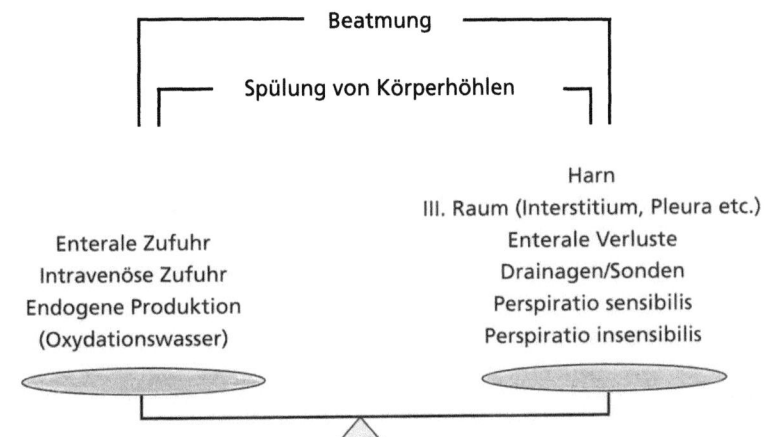

Eigene Bilanzen für

- Spüldrainagen
- Hämofiltration
- Peritonealspülungen
- Gelenkspülungen

Allgemeine Hinweise

- Perspiratio sensibilis – Verluste durch sichtbares Schwitzen – ca. 1000–2000 ml, je nach Körpertemperatur!
- Perspiratio insensibilis – Verluste durch nicht sichtbares Schwitzen 400–600 ml/d, über die Lunge 200–300 ml/d, mit dem Stuhl 100–200 ml/d
- Berechnung der Perspiratio insensibilis nach Lawin
  0,5 x kgKG x 24 = Tageswert
- Beim postoperativen Patienten verabreicht man täglich etwa 40 ml/kgKG bzw 1500 ml/m² Körperoberfläche – das entspricht 2500–3000 ml beim 75 kg schweren Patienten (korrigierter Basisbedarf). Beim internen Patienten sind diese Mengen den evtl. Organinsuffizienzen anzupassen (Herz, Niere etc.)
- Harnproduktionsrate ca 1 ml/kg/Stunde, das entspricht etwa 1500–2000 ml Harn/Tag beim 75 kg schweren Patienten
- Abpunktierte Flüssigkeiten aus inneren Hohlräumen z.B. Ascites, Pleuraerguß etc. sind in die Tagesbilanz nicht miteinzurechnen
- **Cave:** bei schweren Erkrankungen kann es zu beträchtlichen Flüssigkeitsansammlungen im III. Raum kommen:
  Pankreatitis – Retroperitoneum

Ileus – Darmlumen
Peritonitis – Peritoneum
Sepsis (kapillares Leck), anaphylaktischer Schock – „Ganzkörperödem"
Diese Flüssigkeitsverluste können 10–15 Liter betragen

- Die Flüssigkeitsbilanz ist ausgeglichen, wenn die gesamte Flüssigkeitsaufnahme dem Flüssigkeitsverlust entspricht!
- Zwischenbilanzen mehrmals täglich – Trend beachten!
- Gesamtbilanz 1mal täglich
- Die Infusionstherapie mit errechneter Menge beginnen (korrigierter Basisbedarf), dann nach klinischer Untersuchung (Hautturgor – stehende Hautfalten!, Zungenfeuchtigkeit, Achselschweiß etc.) und genauer Registrierung von Harnausscheidung, ZVD, Pulsfrequenz, Blutdruck korrigieren.
- Regelmäßige Plausibilitätskontrollen: Kontrolle des Körpergewichtes, klinische Untersuchung etc.
- Bei deutlich positiven Bilanzen über mehrere Tage und Widerspruch zum klinischen Verlauf muß an Verluste in den III. Raum gedacht werden (Sepsis, Anastomoseninsuffizienz etc.)

Okkulte Verluste

Klinisches Zustandsbild	Flüssigkeit
Kein Fieber – kein Schwitzen, normale Außentemperatur	800–1000 ml Wasser
Fieber > 38,5° C, leichtes Schwitzen, Agitation, hohe Außentemperatur > 32° C	1500 ml Wasser
Dauerndes Schwitzen, hohes Fieber > 39,5° C Agitation, hohe Außentemperatur > 32°C	2000 ml Wasser

Tägliche Produktionsmengen wichtiger Körpersekrete

Speichel	500–2500 ml
Magensaft	1000–5000 ml
Galle	100–2000 ml
Pankreassekrete	500–1000 ml
Dünndarmsekrete	700–4000 ml

Blutderivate

Aus Vollblut hergestellte Blutbestandteile mit speziellen Eigenschaften

Arten der Blutderivate

Vollblut
Heute aufgrund der Gefahr von transfusionsbedingten Infektionen obsolet

Eigenblut
- Präoperative Eigenblutspende
  Nach entsprechenden Untersuchungen werden in einwöchigem Abstand insgesamt 3–4 Vollblutkonserven abgenommen. Diese werden in einer Blutbank zu Erythrozytenkonzentraten und Fresh-Frozen-Plasmen verarbeitet.
- Intraoperative maschinelle Autotransfusion
  Sammeln des abgesaugten und heparinisierten Blutes in speziellen Behältern, Aufbereitung mittels Cellsaver, Retransfusion
- Isovolämische Hämodilution
  Unmittelbar präoperative Entnahme von Eigenblut, aliquote Infusionsmenge von Plasmaexpander und postoperative Retransfusion

Erytrhrozytenkonzentrat
Ein Erythrozytenkonzentrat wird aus einer Vollblutkonserve mittels Zentrifugieren und Abpressen gewonnen. Es enthält nur noch einen geringen Plasmaanteil.
- Lagerung u. Haltbarkeit:
  bei 2–6 °C bis 21 Tage haltbar
  ein erwärmtes EK (37 °C) sollte möglichst bald transfundiert werden

Gewaschenes Erythrozytenkonzentrat
Wird aus Erythrozytenkonzentraten durch mehrmaliges Spülen mit NaCl 0,9% hergestellt. Dadurch werden Plasmareste, Leukozyten und Thrombozyten weitgehend entfernt.
- Lagerung und Haltbarkeit bei 2–6 °C max. 24 Std.

Thrombozytenkonzentrat
Thrombozytenkonzentrate werden entweder von Einzelspendern (mittels Separator) oder gepoolt (von mehreren Spendern) durch spezielle Zentrifugation gewonnen.
- Lagerung und Haltbarkeit:
  Sofortige Gabe – in spez. gasdurchlässigen Beuteln, ständiger Bewegung und bei 20–24 °C kann es zwischen 72–120 Std. gelagert werden (Qualitätsverlust!)

- Vorbereitung:
  Keine Erwärmung, weil thermoinstabil – ABO-kompatibel transfundieren

Leukozytenkonzentrat

Wird durch Zentrifugieren und durch Leukopherese aus Vollblut gewonnen
- Lagerung u. Haltbarkeit: Leukozytenkonzentrate müssen sofort verabreicht werden, keine Lagerung möglich!
- Blutgruppen- und rhesusfaktoridentisch transfundieren
- Nicht erwärmen!
- Transfusionsgeschwindigkeit langsam über mehrere Stunden (sehr häufig Unverträglichkeitsreaktionen)

Fresh-Frozen-Plasma (FFP)

Wird unmittelbar nach der Blutspende durch Zentrifugieren und Abpressen gewonnen. Anschließend wird das Präparat tiefgefroren (minus 40 °C). FFP enthält nahezu alle Gerinnungsfaktoren.
- Lagerung und Haltbarkeit:
  - tiefgefroren (–30° C)
  - Haltbarkeit nach Angaben des Herstellers (etwa 2 Jahre)
- Auftauen bei 37° C, FFP sollte nach dem Auftauen möglichst bald transfundiert werden
- Blutgruppenidente Transfusion

Praxis der Bluttransfusionen:

Bluttransfusion – Transplantation von Fremdgewebe

Ablauf
- Bei der Blutabnahme zur Blutgruppenbestimmung und zum „Auskreuzen" von Blutkonserven muß jede Verwechslung ausgeschlossen werden (Namensgleichheit, Geburtsdatum etc.!)
- Sorgfältiges Beschriften der Röhrchen (Namensetiketten) und Ausfüllen der Laborscheine
- Bestimmung der Blutgruppe und des Rhesusfaktors im Labor
- „Auskreuzen" der Blutkonserve (Kreuzprobe, Coombs-Test etc.)
- Blutkonserve unmittelbar vor Verwendung in geeigneten Geräten aufwärmen (Wasserbad, Mikrowelle etc.)
- Bereitstellen der entsprechenden Transfusionsutensilien: Transfusionsbesteck, Bedsidekarte, Antisera, Rührstäbchen etc.
- Arzt kontrolliert die Daten der Blutkonserve und die Identität des Empfängers. Der Bedside-Test ist **unbedingt** vom Arzt durchzuführen, jede Blutkonserve **muß** von einem Arzt transfundiert werden
- Dokumentation der Blutgruppe, des Rhesusfaktors und der Konservennummer durch den Arzt am Krankenblatt (mit leserlicher Unterschrift!)

Blutderivate

- Nach Transfusionsbeginn den Patienten ca. 15 min genau beobachten – Transfusionsreaktionen!

> **Bei Auffälligkeiten (Exanthem, Dyspnoe, vegetative Symptomatik etc.) – sofort Transfusion stoppen und Arzt verständigen**

Gefahren und Komplikationen der Bluttransfusion

a) Allgemeines
- Die häufigste Ursache von Transfusionszwischenfällen ist menschliches Versagen. „Volle Konzentration" bei der Handhabung von Blutderivaten sowie sorgfältige Überwachung des Patienten
- Weitere Komplikationen sind Hämolyse und Infektionen

b) Symptome
- Tachykardie, Hypotonie, Tachy- und Dyspnoe, Flush, blasse, kalte Akren, Kaltschweißigkeit, Schüttelfrost, Übelkeit, Erbrechen, Bewußtlosigkeit, plötzlich auftretende Schmerzen, Oligurie/Anurie.
- **Cave:** Symptome können bei sedierten, narkotisierten Patienten oder schockierten Patienten fehlinterpretiert werden

Blutgasanalyse

Methode zur Messung von pH, pO_2, pCO_2. Berechnung von BE, Bicarbonat, O_2-Sättigung etc.

Indikation

- Diagnose der respiratorischen Insuffizienz
- Diagnose bei Störungen des Säure-Basen-Haushaltes
- Im Rahmen der Lungenfunktionsprüfung
- „Qualitätskontrolle" der Beatmungstherapie

Pflegemaßnahmen

- Ausreichende Information des Patienten
- Hygienemaßnahmen einhalten

Vorbereiten des benötigten Materials

- Einmalhandschuhe
- Desinfektionsmittel, Gazetupfer
- Heparinisierte Einmalspritze (nach Empfehlung des Geräteherstellers), bei kapillärer Probe Glaskapillare
- Nadel, Lanzette
- Verschlußstopfen

Durchführung

a) Kapilläre Abnahme:
- Fingerbeere oder Ohrläppchen soll gut durchblutet sein, evtl. hyperämisierende Salbe verwenden
- Desinfektion
- Trockene Haut anspannen, tiefer Einstich
- Ersten Tropfen Blut abwischen
- Quetschen möglichst vermeiden (Verfälschung der Analyse, insbesondere Kaliumwert)
- Metallstäbchen einlegen – „blasenfrei zapfen" – Kapillarröhrchen verschließen – mit Hilfe des Magneten Blut durchmischen
- Einstichstelle komprimieren
- Zeit zwischen Abnahme und Analyse möglichst kurz halten
- Weitere Vorgangsweise siehe Betriebsanleitung am Analysator

b) Abnahme aus arterieller Kanüle:
- Alarm ausschalten (Druckanstieg durch kontinuierliche Spülung nach Unterbrechung der Verbindung zur arteriellen Kanüle)
- Verschlußkone vom Dreiwegehahn entfernen
- Dreiwegehahn Richtung Patienten öffnen
- Ausreichende Menge (ca. 2 ml) verwerfen

Blutgasanalyse

- Mit heparinisierter Spritze Blutprobe entnehmen
- Luftblasen entfernen – Spritze verschließen
- Dreiwegehahn freispülen (flushen) – verschließen
- Druckleitung freispülen
- Weitere Vorgangsweise siehe Betriebsanleitung am Analysator
- Geschlossenes System (z.B.: Vamp):
  Reservoirkammer durch Aspiration mit Blut auffüllen
  Desinfektion der Punktionsstelle
  Mit heparinisierter Spritze und Konnektor punktieren und aspirieren
  Reservoirkammer langsam leeren und freispülen

c) <u>Abnahme aus peripherer Vene (venös) wie Blutabnahme</u>

d) <u>Abnahme aus zentralem Venenkatheter (zentralvenös)</u>

e) <u>Abnahme aus Pulmonaliskatheter (gemischtvenös)</u>

   Abnahmetechnik bei Punkt d) und e) wie bei arterieller Kanüle

Hinweis

- Regelmäßige Kontrolle der lokalen Durchblutungsverhältnisse – Parästhesien, Änderung der Hautfarbe und Temperatur, Infektionszeichen.

Cave

- Versehentliche i.a.-Injektion eines Medikaments kann zur Nekrose der Extremität und Amputation führen

---

Tips und Tricks
Zu langes „Flushen" kann Gefäßspasmus und Ischämieschmerz verursachen – daher mehrmals 1–2 Sekunden lang flushen bis „Line" blutleer ist.

EKG

Aufzeichnung cardialer elektrischer Phänomene

Diagnosemöglichkeiten

- Herzfrequenz (Abb. 32), (Brady-Tachycardie) (Abb. 33)
- Rhythmusstörungen: Extrasystolen, supraventrikuläre – ventrikuläre etc. (Abb. 34)
- Koronare Herzkrankheit, Myokardinfarkt,
- Blockierungen (AV-Block, SA-Block) (Abb. 35)
- Überdosierung von Medikamenten (Digitalis, Psychopharmaka etc.)
- Elektrolytstörungen: Kalium etc.
- Asystolie (Abb. 36)
- Kammerflimmern (Abb. 37)

„Geschriebenes" Elektro-Kardio-Gramm

- Verschiedene EKG-Ableitungen erhält man durch Änderung der Elektrodenposition. Für die EKG-Registrierung mit Schreibern werden Klammerelektroden für die Extremitäten, Saugelektroden für die Brustwand verwendet.

Standardableitungen nach Einthofen

rechter Arm:	rot	linker Arm:	gelb
rechtes Bein:	schwarz	linkes Bein:	grün

I Ableitung: Potentialdifferenz zwischen linkem Arm und rechtem Arm
II Ableitung: Potentialdifferenz zwischen linkem Fuß und rechtem Arm
III Ableitung: Potentialdifferenz zwischen linkem Fuß und linkem Arm

Extremitätenableitungen nach Goldberger

aVR Potential rechter Arm
aVL Potential linker Arm
aVF Potential linker Fuß

a   augmented – verstärkt
V   Voltage
F   Fuß
L   linke Hand
R   rechte Hand

Brustwandableitungen nach Wilson

Positionen der Elektroden in der Horizontalebene:
V1 4. Intercostalraum rechts parasternal
V2 4. Intercostalraum links parasternal

EKG

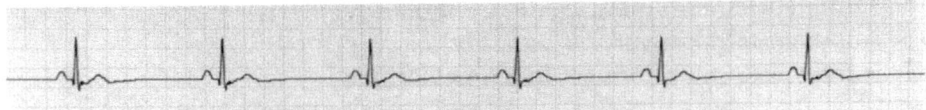

Abb. 32

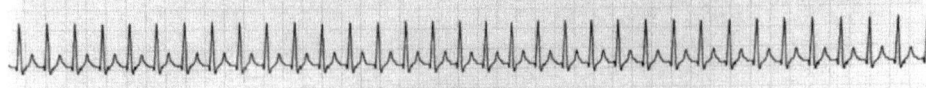

Abb. 33

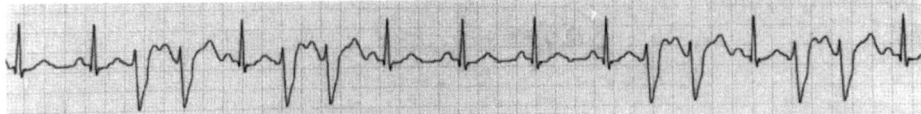

Abb. 34

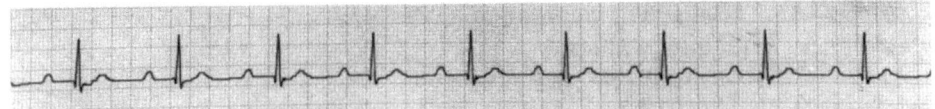

Abb. 35

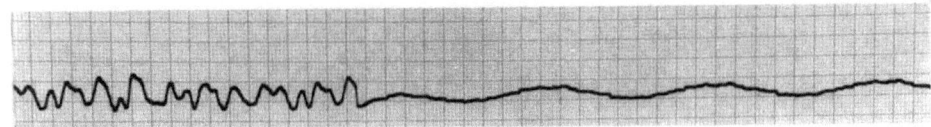

Abb. 36

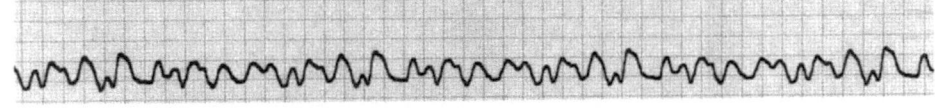

Abb. 37

V3 5. Rippe zwischen V2 und V4
V4 5. Intercostalraum linke Medioclavikularlinie (Herzspitze)
V5 5. Intercostalraum vordere linke Axillarlinie
V6 5. Intercostalraum mittlere linke Axillarlinie

Brustwandableitungen nach Nehb

Spezielle Positionierung der Extremitätenelektroden

D = Dorsal   rot   rechter Sternalansatz 2. Rippe (Hinterwand)
A = Anterior   grün   über der Herzspitze
I = Inferior   gelb   linke hintere Axillarlinie (Zwerchfellnahe)

Kontinuierliches EKG-Monitoring

Standard-Monitoring bei Intensivpatienten zur Kontrolle der Herzfrequenz und Arrhythmieüberwachung mit Alarmgrenzen und Dokumentationsmöglichkeit. Für das kontinuierliche Monitoring verwendet man drei- oder fünfpolige Elektrodenkabel.

Maßnahmen

- Patienten informieren
- Korrektes Anlegen der Elektroden (die Haut soll gereinigt und trocken sein)
- „Vorgelierte" Elektroden verwenden
- Geeignete Ableitung wählen
- Alarmgrenzen, Amplitude einstellen
- Alarmschreiber muß eingeschaltet sein

Sonderformen

- Langzeit-EKG: kontinuierliche EKG-Aufzeichnung über 24 Stunden
- Telemetrie: Signalübertragung mittels Sender
- Belastungs-EKG: Ergometrie

Hemiplegielagerung

Spezielle Lagerungstechniken zur Vermeidung von Funktionsstörungen und Hautläsionen

Pflegeziele

- Die Lagerung soll die Beweglichkeit des Patienten fördern und dem typisch spastischen Muster entgegenwirken. Sie sollte alle 2–3 Stunden verändert werden.
- Der Patient sollte an alle Positionen langsam gewöhnt werden.

Lagerung auf der hemiplegischen Seite

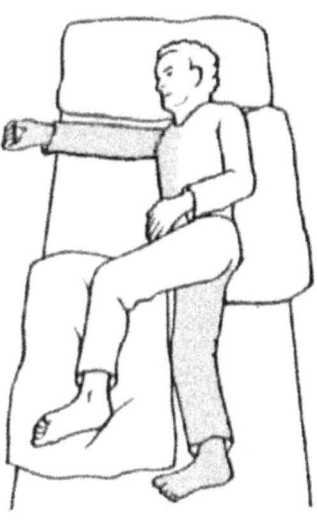

Günstigste Lagerungsseite:

- Die gesamte plegische Seite wird verlängert und dadurch die Spastizität reduziert
- Die gesunde Extremität ist frei für Aktivitäten
- Das Bewußtsein zur hemiplegischen Seite wird gesteigert

Durchführung

- Bett flach stellen
- Kopf: in Mittelstellung von Flexion/Extension, Rotation, Lateralflexion
- Rumpf: mit Kissen stützen und leicht nach hinten rotieren
- Plegischer Arm: Schulterblatt protrahiert (zur Reduktion der Spastizität des gesamten Armes und der Hand), Hand nicht überhängen lassen
- Schulter: mindestens 90° Flexion
- Ellbogen: Extension
- Handinnenfläche nach oben drehen
- Plegisches Bein: Hüfte extendieren
- Knie in leichter Flexion
- Fuß in Dorsalextension mit Pronation
- Gesunden Arm auf den Körper oder dahinter lagern (bei Lagerung vor dem Körper wird der Rumpf nach vorne gezogen und das plegische Schulterblatt retrahiert)
- Gesundes Bein: unbedingt unterlagern, da sonst das plegische Bein in der Hüfte adduziert wird
- Hüfte und Knie flektieren

Lagerung auf der gesunden Seite

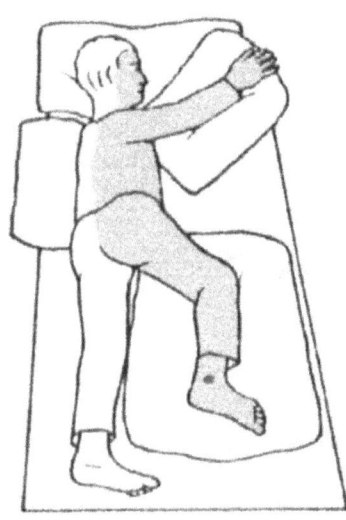

Durchführung

- Kopf in Neutrallage bringen
- Rumpf unterstützen und rechtwinkelig zur Bettfläche lagern
- Gesundes Bein in der Hüfte protrahieren und extendieren
- Knie leicht flektieren
- Gesunder Arm nach Wunsch des Patienten lagern (gebeugt unters Kopfkissen etc.)
- Plegischen Arm: gesamten Arm einschließlich Hand und Fingern unterlagern
- Schulter etwa 100° flektieren
- Plegisches Bein: gesamte Unterlagerung des gebeugten Beines und Fußes (keine Supinationsstellung!)

Rückenlage

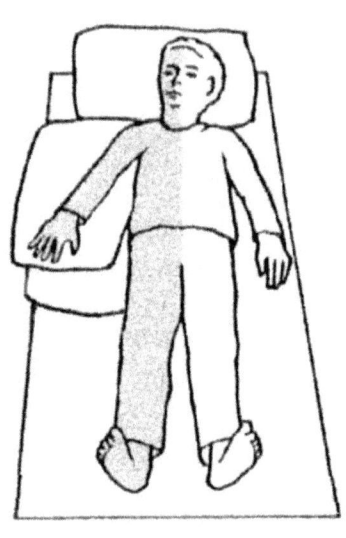

- Eher seltener einnehmen, da die abnormalen Reflexaktivitäten (aufgrund der tonischen Nacken- und Labyrinthreflexe) in dieser Position am stärksten sind
- Dekubitusgefahr am größten

Durchführung

- Kopf zur plegischen Seite drehen und gut auf einem Kissen lagern (keine Flexion der Brustwirbelsäule)
- Plegische Seite: Kissen unter Gesäßhälfte und Oberschenkel (Beckenseite dreht nach vorne und das Bein wird nicht außen rotiert)
- Plegischer Arm: Kissen unter Schulterblatt legen, es sollte bis zu den Fingerspitzen reichen. Finger extendieren und Daumen abduzieren
- Beide Beine strecken und nicht unterlagern (evtl. bei Hypertonus leichte Knieunterlagerung, um Hyperextension zu vermeiden)

Sitz im Bett

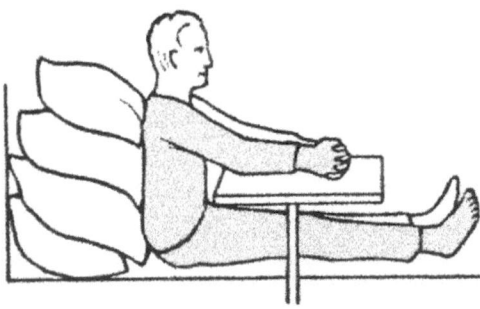

Günstiger ist der Sitz auf dem Sessel, da sich der Patient aufrecht im Bett über längere Zeit nicht halten kann

Durchführung

- Kopf: frei halten
- Rücken: mit mehreren Kissen oder verstellbarem Kopfteil so unterstützen, daß die Wirbelsäule extendiert ist
- Hüfte in 90° Flexion mit Wirbelsäulenextension
- Evtl. Knie leicht unterlagern
- Arme auf Tisch legen (psychologischer Effekt zur Wahrnehmung der plegischen Seite, Schulterprotraktion, wirkt der Rumpfflexion entgegen)
- Hände verschränken (plegischer Daumen immer oben)

Sitz auf dem Sessel/Rollstuhl

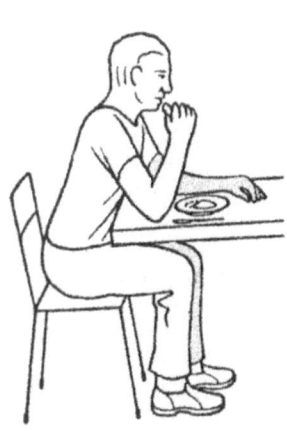

Bessere Aufrichtung des Rumpfes möglich

Durchführung

- Plegischen Arm am Ellbogen abstützen (bessere Kontrolle über plegischen Arm) bei assoziierten Reaktionen evtl. auf Oberschenkel lagern
- Plegisches Bein: Ferse muß mit Druck am Boden sein (bessere Kontrolle vom Extensionsspasmus)

Herzschrittmacher

Elektronischer Impulsgenerator zur Therapie intermittierender oder konstanter Störungen der Erregungsbildung oder Erregungsleitung im Herzen

Externer oder passagerer Schrittmacher (Abb. 38)

Indikationen

- Akutversorgung (AV- und SA-Blockierung, 2. und 3. Grades)
- Vorderwandinfarkt + kompl. Rechtsschenkelblock
- Hinterwandinfarkt + kompl. Linksschenkelblock
- Perioperative Prophylaxe (Herzoperation etc.)
- Probestimulation, um durch Frequenzanhebung evtl. Herzzeitvolumen zu verbessern, z.B. bradycardes Vorhofflimmern

Pflegeprobleme

- Nachblutung aus der Punktionsstelle
- Infektion der Punktionsstelle
- Dislokation der Schrittmachersonde (Lageänderung)
- Kabeldiskonnektion am Schrittmachergenerator

Pflegemaßnahmen

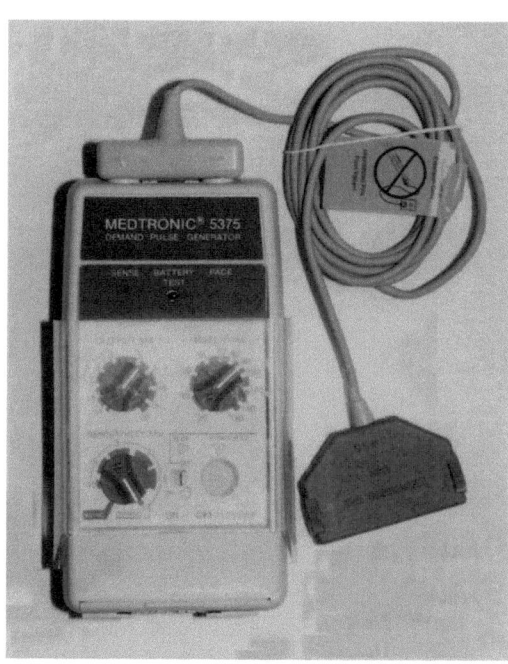

Abb. 38

- Ausreichende Information des Patienten
- Hygienemaßnahmen einhalten

Vorbereiten des benötigten Materials

- Schrittmachersonde und Generator (Batterieladekontrolle)
- Einführungsbesteck („Schleuse")
- Sterile Handschuhe, Mantel, Abdecktücher
- Hautdesinfektionsmittel, Tupfer
- NaCl-Lösung
- Lokalanästhetikum, Spritzen, Nadeln
- Verbandmaterial
- Monitor, Defibrillator
- Röntgenschürze

Herzschrittmacher

- Röntgen – Bildwandler
- Abwurfbehälter

Durchführung
- Patient in Rückenlage bringen (evtl. Röntgentisch)
- Monitoring (EKG, Blutdruck etc.)
- Röntgenschürze anlegen
- Hautdesinfektion
- Lokalanästhesie
- Punktion (z.B. der Vena subclavia)
- Schrittmachersonde über Schleuse einführen (Bildwandler)
- Sonde am Schrittmacher-Generator anschließen
- Frequenz, Reizschwelle (0,1–20 mA) und Empfindlichkeit einstellen
- Sonde positionieren
- Funktionsprüfung
- Schrittmachersonde fixieren
- Verband (nach Standard)
- Material ver- und entsorgen

Permanenter Schrittmacher (Abb. 40)

Indikationen
- AV bzw. SA-Blockierungen mit Synkopen
- Bradycardes Vorhofflimmern
- Sick-Sinus-Syndrom
- Glomus caroticum Stimulation
    (Vagusreiz: Bradycardie und Asystolie)

Durchführung
- OP-Vorbereitung nach Standard
- Implantation üblicherweise in Lokalanästhesie
- Anästhesie/„Standby"
- Implantationsort: Schrittmachersonde wird durch Punktion in die Vena subclavia eingeführt, Generator wird in einer subcutanen infraclavikulären Hauttasche positioniert

Pflegemaßnahmen
- Funktionsstörungen wie bei passagerem Schrittmacher
- Postoperative Kontrolle der Schrittmacherfunktion
- Nahtentfernung nach Arztanweisung

Komplikationen
- Schlingen-/Knotenbildung
- Rhythmustörungen
- Schrittmachersonde „flottiert"

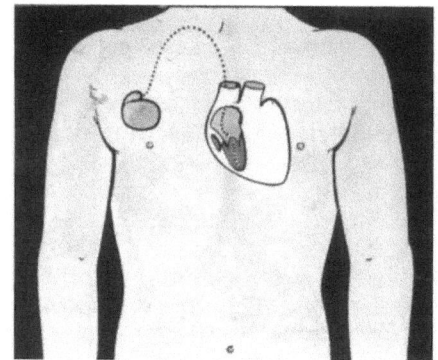 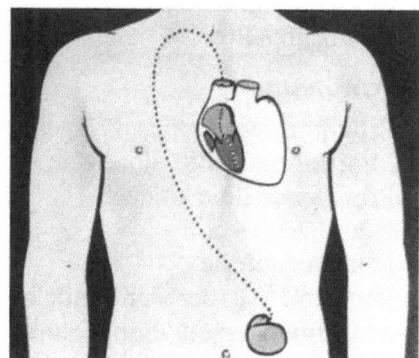

Abb. 39. Häufige Stellen für die Plazierung eines Schrittmachers

- Sondendislokation durch „erhobene Arme" (z.B. rechter Arm bei rechtsseitger Punktion)
- Komplikationen wie bei zentralvenösen Punktionen: Pneumothorax, Blutung, Perforation etc.

Information

Die Vielzahl der implantierbaren Impulsgeber kann entsprechend ihrem Stimulationsort, ihrem Detektionsort und ihrer Betriebsart klassifiziert werden.

Schrittmacher-Code

- 1. Buchstabe kennzeichnet den Ort der Stimulation
- 2. Buchstabe kennzeichnet den Ort der Wahrnehmung
- 3. Buchstabe kennzeichnet die Betriebsart
- 4. Buchstabe kennzeichnet die Programmierbarkeit
- 5. Buchstabe kennzeichnet Tachyarrhythmiefunktionen

Systeme

Einkammersysteme

AAI	Vorhofstimulation nach Bedarf durch Vorhof inhibiert
VVI	Kammerstimulation nach Bedarf durch Kammer inhibiert
AAT	Vorhofstimulation nach Bedarf durch Vorhof getriggert
AOO	Festfrequenz-Vorhofstimulation

Herzschrittmacher

Zweikammersysteme

VAT	Vorhofsynchrone Kammerstimulation durch Kammer nicht inhibiert
VDD	Vorhofsynchrone Kammerstimulation nach Bedarf durch Kammer inhibiert
DVI	Sequentielle Vorhof- und Kammerstimulation nach Bedarf – durch Kammer inhibiert
DDD	Nach Bedarf automatischer Funktionswechsel
	Zwischen reiner Vorhofstimulation – sequentieller Vorhof- und Kammerstimulation oder Vorhofsynchroner Kammerstimulation – Inhibierung auf Vorhof- oder Kammer-Ebene

Frequenzadaptiver Herzschrittmacher

Ermöglicht eine Adaption der Stimulationsfrequenz über Biosensoren, die die Körper- und Atmungsaktivität erfassen. Dadurch verbesserte Belastungshämodynamik und Zunahme der körperlichen Leistungsfähigkeit.

Gesteuert über

- Muskelaktivität
- QT-Intervall (katecholaminabhängige EKG-Veränderung)
- Atemfrequenz
- Temperatur
- pH-Wert
- Sauerstoffsättigung
- Schlagvolumen

Sonderform

Implantierbarer Cardioverter-Defibrillator (ICD)

Für Patienten mit lebensbedrohlichen ventrikulären Tachycardien oder rezidivierendem Kammerflimmern. Ventrikuläre Tachycardien können durch Überstimulierung („Brust", „ramp"), Kammerflimmern durch interne Defibrillation (24 oder 34 Joules) beendet werden.

Hämofiltration

Filtration des Blutes durch eine semipermeable Membran (Hämofilter) bei gleichzeitigem Flüssigkeits- und Elektrolytersatz. Die Hämofiltration dient der Entfernung harnpflichtiger Substanzen aus dem Blut (Vorteil hämodynamische Stabilität – Nachteil geringere Effizienz) und der Regulation des Flüssigkeitshaushaltes (Abb. 40)

Pflegeprobleme

- Hypovolämiegefahr bei Beginn der Hämofiltration (ca. 300 ml Blut extrakorporal)
- Absinken der Körpertemperatur durch Wärmeverlust über große Oberflächen von Leitungen und Hämofilter (Zunahme der Blutviskosität durch Abkühlung)
- Elektrolytstörung – Verluste über den Hämofilter
- Gerinnungsstörungen
- Störung im Säure-Basenhaushalt (Bikarbonatverlust)
- Hypoglykämiegefahr (Glukoseverlust über Hämofilter)
- Gefahr einer Hypo- od. Hyperhydratation – hoher Flüssigkeitsumsatz (30–40 Liter/Tag)
- Veränderungen des Druckes im Schlauchsystem vor und nach dem Hämofilter (Der Hämofilter besteht aus vielen Kapillaren, daher auch die Bezeichnung „prä- und postkapillär" für „vor und nach" dem Hämofilter.)
- Beeinträchtigung der Mobilität durch den Venenkatheter (Quinton etc.) und das Schlauchsystem
- Angst und Unsicherheit des Patienten

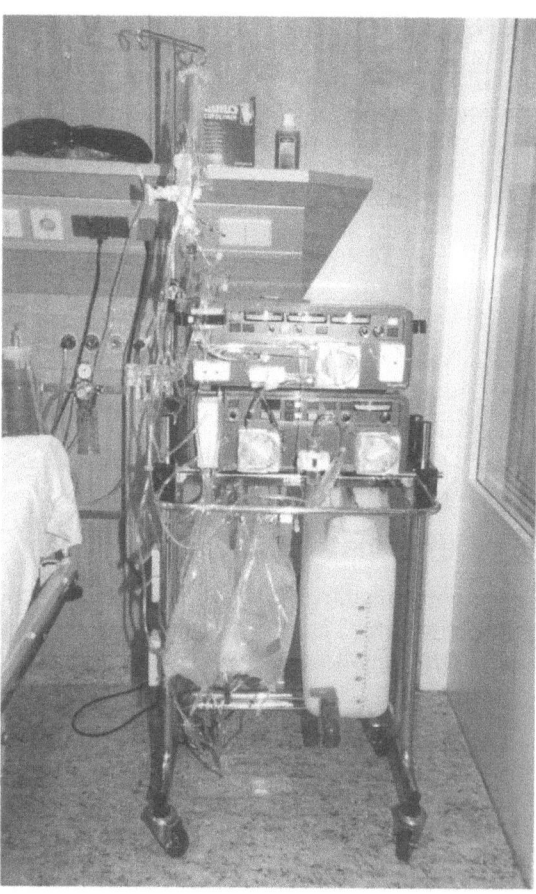

Abb. 40

Hämofiltration

Behandlungsziel

- Elimination der harnpflichtigen Substanzen
- Stabile Kreislaufverhältnisse
- Korrekte Druckverhältnisse im extrakorporalen Kreislauf
- Vermeiden von Wärmeverlusten
- Ausgeglichener Elektrolyt- und Säure-Basen-Haushalt

- Situationsgerechte Heparinisierung
    - zu niedrige Dosierung: Filterverschluß
    - zu hohe Dosierung: Blutung
- Exakte Flüssigkeitsbilanz
- Infektionsfreiheit der Punktionsstelle

Pflegemaßnahmen

- Ausreichende Information des Patienten
- Hygienemaßnahmen einhalten
- Bestimmung der Blutgruppe – Bereitstellen von Blutkonserven
- Kontrolle der Vitalparameter
- Erwärmung der Substitutionsflüssigkeit mittels integrierten Wärmegeräts, Isolierung (Schlauchsystem) und Patientenerwärmung (Bair Hugger etc.), Kontrolle der Körpertemperatur
- Regelmäßige Kontrollen der Serumelektrolyte, korrekte Wahl der Substitutionsflüssigkeit
- Regelmäßige Kontrollen der Gerinnungsparameter, des Blutbildes, des Blutzuckerspiegels und der Blutgasanalyse
- Tägliche Beurteilung und aseptischer Verbandwechsel der Kathetereinstichstelle
- Schonung der peripheren Gefäße, wenn das Weiterbestehen der Niereninsuffizienz absehbar ist (Anlage eines Dialyseshunts)
- Stündliche Messung der Ultrafiltrationsmenge mittels graduierten Meßzylinders oder elektronischer Waage – stündliche Bilanzierung
- Bestimmung des Körpergewichtes und regelmäßige Kontrolle
- Kontrolle aller Schlauchverbindungen vor und unmittelbar nach Anschluß der Hämofiltration, unnötige Verlängerungen und Dreiweghähne vermeiden
- Sichere Schlauchfixierung, alle blutführenden Schläuche müssen sichtbar sein
- Bereithalten „schlauchschonender" Klemmen (mit Schutzhülle überzogen), um im Notfall das Schlauchsystem patientennahe abklemmen zu können
- Einstellen sinnvoller Alarmgrenzen am Hämofiltrationsgerät
- Blutdruckmonitoring und regelmäßige Dokumentation
- Luftdetektor auf korrekte Funktion überprüfen – regelmäßige Überprüfung des gesamten Schlauchsystems und des Hämofilters auf Luftbläschen

Ursachen für Druckabfall

- Undichtigkeit und Diskonnektion des Systems
- Behinderung des „arteriellen" Zuflusses aus dem Venenkatheter (durch Knicken, Thrombosierung, Anliegen bzw. Ansaugen des Katheters an der Gefäßwand)
- Hinweis: Der zweilumige **venöse** Hämofiltrationskatheter besteht aus einem wegführenden „arteriellen" und einem zuführenden „venösen" Lumen.

Ursachen für Druckanstieg

- Präkapillär – z.B. Erhöhung des Widerstandes im Hämofilter (zunehmende Thrombosierung, Schlauchokklusion)
- Postkapillär – z.B. Abflußhindernis im Schlauchsystem zwischen Hämofilter und Patienten

Vorbereiten des benötigten Materials

- Hämofiltrationsgerät, Schlauchsysteme, Hämofilter
- Substitutionsflüssigkeit – unter Beachtung der Serumelektrolyte
- Kochsalzlösungen (z.B. Duoflac-Beutel zum Befüllen des Systems)
- Antikoagulantien (Heparin etc.)
- „Schlauchschonende" Klemmen (mind. 4 Stück)
- Meßgefäß

Aufbau des Hämofiltrationsgerätes

- Füllen des gesamten Systems mit steriler 0,9%iger NaCl-Lösung
- Antikoagulantien nach Anordnung
- Schlauchsystem entlüften
- Durchspülen des Systems – dieser Vorgang dient der „Reinigung" (Kunststoffpartikel, Klebstoffreste etc.)
- „Rundspülen" des gesamten Systems durch Zusammenschließen von „arteriellem" und „venösem" Anschluß, dient der Verbesserung der Filterkapazität

Anschluß der Hämofiltration

- Prüfen der Durchgängigkeit des Katheters
- Sicheres Abklemmen beider Katheterlumina
- Anschluß des „arteriellen Schenkels"
- Arterielles Lumen öffnen – Blutpumpe einschalten (ca. 100 ml/min)
- System vollständig mit Patientenblut füllen
- Anschluß des Schlauchsystems an den „venösen Schenkel"
- Einstellen der gewünschten Blutflußrate (ca. 150 ml/min)
- Einstellen der Ultrafiltrationsrate
- Adäquate Antikoagulantiendosierung

Hämofiltration

- Anlegen eines Hämofiltrationsprotokolles (Beginn, Blutflußrate, Bilanz, Antikoagulantiendosierung, Laborparameter etc.)

Komplikationen

- Infektion der Punktionsstelle
- Thrombose
- Diskonnektion des Schlauchsystems (Blutverluste – Luftembolie!)
- Hämodynamische Instabilität

Cave

- Hämofiltrationskatheter dürfen nicht für Infusionen oder Blutabnahmen benützt werden

---

Tips und Tricks

Zur Beseitigung von „stehenden" Luftblasen während der Füllung des Systems sollte das Schlauchsystem vor den Blasen kurz geklemmt werden. Durch den Sog wird die Luft in die dafür vorgesehene Luftfalle transportiert. Eventuell sind diese Maßnahmen zum Weitertransport der Luftblasen öfters anzuwenden.

Hirndruckmessung

Kontrolle des intracerebralen Druckes mittels Spezialsonden

Ursachen eines intracraniellen Druckanstieges

- Schädel-Hirn-Trauma (Hämatom, Ödem, Liquorabflußstörung)
- Tumore
- Infektionen (Meningoencephalitis)

Indikationen für ICP-Sonden (Intracerebral pressure)

- Patienten mit pathologisch erhöhtem Hirndruck
- Therapiekontrolle bei hirndrucksenkenden Maßnahmen (Hyperventilation, Osmodiurese, Barbiturate)
- Bei potentiell hirndrucksteigernden Begleittherapien (Beatmung mit PEEP, Lagerung, Absaugung)
- Bei Patienten, bei denen die neurologische Beurteilung durch Maßnahmen, wie Analgosedierung und Relaxierung (Polytrauma) nicht möglich ist

Kontraindikation

- Schwere Gerinnungsstörungen
- Fragliche Verwertbarkeit der ICP-Werte bei offener Schädelverletzung

Interpretation intracranieller Druckwerte

< 15 mmHG	Normalwert
> 15 mm Hg	Verdächtige Drucksteigerung
> 20 mm Hg	Sicher pathologische Drucksteigerung
> 30 mm Hg	Therapieschwelle
> 40 mm Hg	Wahrscheinlichkeit einer intracraniellen Raumforderung

Pflegeintensität richtet sich nach dem ICP-Wert

Pflegeprobleme

- Infektionsgefahr (Eintrittstelle, ZNS)
- Dislokation, Diskonnektion, Abknicken des Schlauchsystems
- Unkorrekter Nullpunkt – falsche Meßergebnisse

Pflegeziele

- Regelmäßige Dokumentation der Druckwerte
- Druckwertangepaßte Pflegeintervention
- „Steriles Handling"!

Hirndruckmessung

- Bei Absaugen, Mundpflege und Lagerung auf ausreichende Analgosedierung und/oder Relaxierung achten, um Hirndruckanstiege zu vermeiden
- Verhinderung von Infektionen

Pflegemaßnahmen

- Hygienerichtlinien einhalten
- Täglicher Verbandwechsel
- Exakte Fixierung, Abknicken vermeiden, gegen Zug sichern

Durchführung

- Verbandwechsel – siehe Standard
- „Systemmanagement" siehe Herstellerinformationen

Techniken der Hirndruckmessung

1. Subdurale Meßmethode:
   - Ventrikelkatheter
   - Intraparenchymatöser Katheter (z.B.: Camino®)
   - Subduralschraube (z.B.: Richmond Screw®)
   - Subduraler Tipkatheter (z.B.: Gaeltec®)

2. Epidurale Meßmethoden
   - Episensor® (Hellige)
   - Epidyn® (Braun)
   - Spiegelberg-Meßsystem®

Komplikationen

- Läsionen, Blutungen
- Infektion

Kinetische Therapie

Definition

Kontinuierliche automatische Drehung des Patienten in der Längsachse, um Komplikationen der Immobilität vorzubeugen bzw. zu behandeln. Die Effektivität der kinetischen Therapie korreliert mit dem Rotationswinkel.

In Rückenlage kommt es sehr häufig in den dorsalen Abschnitten zu Dystelektasen und Atelektasen. Dadurch wird der ventrale Bereich der Lunge besser belüftet als der dorsale. Durch die Wirkung der Schwerkraft wird die Lunge ventral schlechter durchblutet als dorsal. Dies führt zu einem Ventilations-Perfusionsmißverhältnis mit Störung des Gasaustausches und Erhöhung des Shunts.

Durch kinetische Therapie können Dystelektasen/Atelektasen in den dorsalen Lungenabschnitten reduziert werden, die Perfusion verändert und dadurch Gasaustausch und Shunt verbessert werden.

Allgemeine Informationen

Dr. Keane, ein Rehabilitationsspezialist aus Irland, war einer der ersten, der die negativen Effekte der Immobilität Ende der 60er Jahre untersuchte. Er beobachtete, daß sich die meisten Menschen während des Schlafes ca. alle 12 min. bewegen. Er bezeichnete diese Frequenz als das „Minimale physiologische Bewegungsbedürfnis". Es stellt sich die Frage, ob zweistündliches Umlagern des Patienten, zur Dekubitusprophylaxe, ausreichend sei. Dr. Keane entwickelte das Spezialbett „Kinetik Treatment Table" (Roto-Rest) zur Versorgung von Patienten mit instabiler Wirbelsäulenfraktur. Die Dekubitusprophylaxe wird durch den kontinuierlichen Lagewechsel (ca. 200mal in 24 Stunden) durchgeführt. Daher ist es sehr wichtig die „Stehzeiten" des Patienten möglichst kurz zu halten, um eine Therapiezeit von 18 Stunden pro Tag zu erreichen.

Vorteile der kinetischen Therapie

- Sekretmobilisation
- Verbesserung des Ventilations-Perfusions-Verhältnisses
- Reduzierung der intrapulmonalen Rechts-links-Shunt-Fraktion
- Reduktion von Atelektasen
- Prophylaxe von tiefen Beinvenenthrombosen
- Reduktion von Harnwegsinfektionen, Pneumonie
- Aktivierung der Darmmotilität
- Dekubitusprophylaxe
- Mögliche Senkung der Intensivbehandlungskosten durch Verkürzung der Intensivbehandlungsdauer

Kinetische Therapie

Hauptindikationen

- ARDS, IRDS
- Inhalationstrauma
- Ausgedehnte Atelektasen
- Instabile Wirbelsäulenfraktur (nur Kinetic Treatment Tabel oder Roto-Rest)

Durchführung der kinetischen Therapie

- Bei entsprechender Indikation möglichst frühzeitiger Beginn der kinetischen Therapie. $PaO_2/FiO_2 < 200$ oder Kinetik Score > 1,5
- Stufenweise Erhöhung des Rotationswinkels von 30° bis zur vollen 62° Rotation innerhalb von 3–4 Stunden. Zu schnelle Erhöhung des Drehwinkels verschlechtert die Oxygenierung und kann die Hämodynamik negativ beeinflussen
- Mindestens 18 Stunden Therapie/Tag (viele Pflegehandlungen sind unter Rotation möglich)
- Nach Besserung der Lungenfunktion stufenweise Reduktion des Rotationswinkels von 62° bis auf 30° innerhalb von 12 Stunden
- Zu schnelles Beenden der kinetischen Therapie erzeugt bei vielen Patienten unangenehme Zustände („Gefühl aus dem Bett zu fallen"). Ein möglicher Grund liegt in der Stimulierung des vestibulären Systems während der kinetischen Therapie
- Verändern sich die entsprechenden Befunde nach Reduktion des Drehwinkels, sollte die kinetische Therapie fortgeführt werden

Spezialbetten

Kinetik Treatment Table oder Roto-Rest

Eine mit Schaumstoff ausgepolsterte Plattform mit Seitenstabilisatoren.
- Dekubitusprophylaxe
- Polytrauma
- Instabile Wirbelsäulenfraktur

Kinder Roto-Rest (Abb. 42)

- Ähnliche Indikationen wie bei Erwachsenen. Drehwinkeleinstellung von 40° oder 62° für Kinder bis 100 cm Körpergröße
- Wichtig ist die Bereitstellung einer Wärmequelle vor allem bei Früh- oder Neugeborenen.

Nachteile der kinetischen Therapie

- Hämodynamische Instabilität bei Hypovolämie
- Veränderung der hämodynamischen Meßwerte durch Lageänderung
- Einschränkung der Pflegetätigkeiten
- Störung des vestibulären Systems

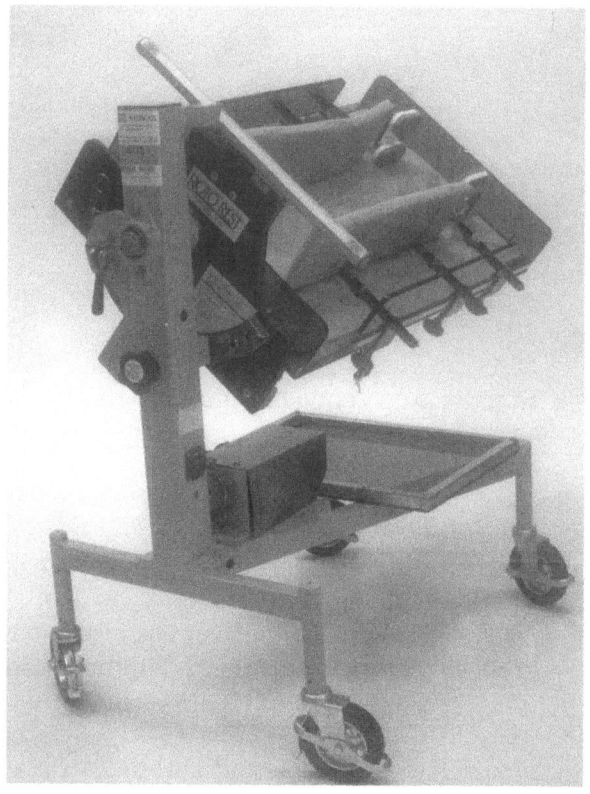

Abb. 41

- Erschwertes Arbeiten mit Kabeln, Leitungen, Schläuchen etc.
- Neigung zur Diarrhoe – durch gesteigerte Darmmotilität
- Unangenehmes Gefühl – vor allem bei steilem Rotationswinkel (Ausreichende Sedierung)

Organspende

Explantation und Transplantation von Organen hirntoter Patienten. Nach derzeitiger Rechtslage bedeutet der Hirntod den Tod des Menschen.

Ursachen

1. *Primäre Hirnschädigung:* Schädel-Hirn-Trauma, intracranielle Blutung, Hirninfarkt, nicht metastasierender maligner Hirntumor
2. *Sekundäre Hirnschädigung:* Hypoxie, Herz-Kreislauf-Stillstand, Schock

Pflege und Behandlungsziele

- Die Funktionserhaltung der Spenderorgane
- Pietätvoller Umgang mit potentiellen Organspendern

Probleme

1. *Sozial:*
- Die Angehörigen stehen unter starker emotionaler Belastung. Sie können sich mit dem plötzlichen Ereignis nicht abfinden, erfassen die Konsequenzen des Hirntodes nicht und hoffen auf Heilung.
- Unkenntnis der Angehörigen über die Einstellung des hirntoten Patienten zur Organspende
2. *Medizinisch:*
- Sichere Feststellung des Hirntodes
- Welche Organe sind zur Transplantation geeignet?
- Aufrechterhaltung einer stabilen Herz-Kreislauf-Situation
- Metabolische Störungen
3. *Organisatorisch:*
- Durchführung aller vorgeschriebenen Diagnoseschritte nach Empfehlung des Transplantationskoordinators

Transplantierbare Organe und Gewebe

Niere, Leber, Pankreas, Dünndarm, Herz, Lunge, Cornea, Knochen, Knochenmark, Haut und Gefäße

Spender-Identifikation

- Alter unter 60 Jahren
- Hirntod infolge eines Schädel-Hirn-Traumas, eines cerebrovaskulären Ereignisses oder einer cerebralen Anoxie
- Kein Malignom (Ausnahme: definitiv geheiltes Hautkarzinom oder ZNS-Tumor)
- HIV-negativ

- Keine bakteriellen oder viralen Infekte
- Keine Systemerkrankungen
- Kein liegendes abdominelles Drain (auch nach aseptischer Laparotomie)
- Keine Gefäßerkrankung

Hirntoddiagnostik

- neurologische Symptomatik:
    Weite, lichtstarre Pupillen
    Schlaffer Tonus, keine Schmerzreaktion
    Fehlende Spontanatmung, kein Hustenreflex
    Keine Spontanmotorik
    Bewußtlosigkeit
    Fehlende Temperaturregulation
    Fehlender Corneal und Ciliarreflex
  Apnoetest: Patienten mit 100% O_2 3–5 Minuten oxygenieren, Beatmungsgerät dekonnektieren, evtl. einsetzende Spontanatmung beobachten – bei irreversibler Hirnschädigung setzt trotz steigendem pCO_2 keine Spontanatmung ein.
  Einklemmungssymptomatik: Puls sinkt, Blutdruck und intracerebraler Druck steigen, Temperatur sinkt
- Vestibulo okularer Reflex – Ohr wird mit Eiswasser gespült – es kommt normalerweise zu rhythmischen Augenbewegungen (Pendelnystagmus) und zu einem langsamen Abweichen der Augäpfel zur ungereizten Seite – bei Ausfall aller Hirnfunktionen ist der Reflex nicht nachweisbar
- Okulo cephaler Reflex: Kopf wird abwechselnd nach beiden Seiten gedreht – Augen schauen jeweils in entgegengesetzte Richtung (Puppenkopfphänomen) – bei Ausfall aller Hirnfunktionen nicht nachweisbar
- Babinsky-Reflex positiv
- Spinale Reflexe können noch vorhanden sein, z.B. Fluchtreflex der oberen und unteren Extremitäten, spontane Beugesynergismen;
- Diabetes insipidus centralis: durch Ausfall der ADH-Synthese, Harnosmolarität unter 200 mosmol, Na im Harn unter 50 mval/l, Serumosmolarität erhöht, Serum-Natrium erhöht

Basisbefunde

- Alter, Größe, Gewicht
- Serumionogramm (Na, Ka, Ca, Cl)
- Harnstoff, Kreatinin
- Blutbild, Blutzucker
- Gerinnung (Quick, PTT, Fibrinogen, AT3)
- Bilirubin, GOT, GPT, LDH, alk. Phosph., CK, CKMB, Lipase, Lactat
- Serumamylase, Harnamylase
- Harn, chemisch und Sediment, Uricult
- Kreatinin-Clearance

Organspende

- Blutgruppe – 5 Konserven bereitstellen lassen
- Trachealabstrich
- Thoraxröntgen, Ultraschall (Abdomen, Thorax)
- EKG, Herzecho
- Virusstatus: Cytomegalie, Hepatitismarker, HIV
- Lymphknoten (Gewebstypisierung)
- EEG: 3 mal 20 min im 6-Stunden-Intervall
- Cerebrale Angiographie Aortenbogenangiographie
- Häufige Kontrollen: Blutgasanalyse, BZ, Serumelektrolyte, Nierenwerte, Serum-, Harnosmolarität, Kreatinin-Clearance, Harnstoff

Basistherapie

- Ausreichend dimensionierte venöse Zugänge
- Flüssigkeitsersatz erfolgt mit isotonen kristalloiden und/oder kolloidalen Lösungen (Ringerlösung, Stärkelösung, Humanalbumin etc.)
- Hämatokrit, ca. 30%
- Ulcusprophylaxe
- Acidoseausgleich bei Bedarf
- Mindeststundenharnmenge: 1 ml/kg
- Ausgeglichene Bilanzierung
- Insulinzufuhr bei Werten über 250 mg Blutzucker

Beatmung

- pO_2 und pCO_2 im Normalbereich
- PEEP nicht höher als 5 mbar

Pflege

- Pflegezustand erheben und dokumentieren
- Grundpflege laut Standard
- Punktionsstellen steril verbinden
- Wunden auf Infektionszeichen kontrollieren und steril verbinden
- Absaugen nur bei Bedarf
- Temperaturkontrolle
- Vitalfunktionen monitieren
- Mehrmals täglich Comascoring
- Prophylaxen laut Standard
- Psychische Betreuung der Angehörigen

Psychische Belastung bei Betreuung von Organspendern

- Das Akzeptieren des Todes, bedingt durch eine irreversible Hirnschädigung, bei sonst weitgehend normalen Organfunktionen
- Das meist jugendliche Alter der Patienten

- Eine eventuelle vorher bestandene Patientenbeziehung
- Die Hilflosigkeit gegenüber den Angehörigen
- Reflexionen über den eigenen Tod

Durch die Entwicklung der Transplantationsmedizin wurde vielen schwerkranken Menschen ein neues Leben geschenkt. Das sollte alle Betroffenen motivieren, durch kompetente Betreuung potentieller Organspender und einfühlsamen Umgang mit verunsicherten Angehörigen einen wichtigen Beitrag zum Erreichen dieser Ziele zu leisten.

Prä-/Postoperative Pflege
Operationsvorbereitung und Nachsorge

Präoperative Pflege
Probleme
- Angst des Patienten vor Narkose und Operation
- Organfunktionsstörungen (Herzinsuffizienz, Lungenerkrankungen etc.), Hypovolämie, Anämie, Elektrolytentgleisungen, Gerinnungsstörungen etc.

Ziele
- Vorbereitung des Patienten auf postoperative Maßnahmen
- Schaffung günstiger Operationsvoraussetzungen zur Verringerung von Komplikationen

Maßnahmen und Vorbereitungen
- Information und Aufklärung des Patienten über die geplante Operation durch den Arzt
- Information über den Zeitpunkt der geplanten Operation, Einverständniserklärung einholen, Angehörige verständigen
- Erlernen von Atemübungen mit Atemtherapiegeräten (Atemtechnik, Abhusten, Kompression von Bauchwunden)
- Ganzkörperwaschung
- Entleeren der Blase (Spontanmiktion) bzw. Legen eines Blasenkatheters
- Rasur des OP-Gebietes bei Bedarf (unmittelbar vor Operation)
- Beine bandagieren – Thromboseprophylaxe
- Entfernen von Prothesen (Zahnprothesen, Beinprothese, Glasauge etc.) und Hörgeräten
- Präoperative Nüchternheit beachten
- Kontrolle der Vitalfunktionen und Temperaturmessung
- EKG
- Erforderliche Blutbefunde
- Evtl. Blutkonserven bereitstellen
- Patienten prämedizieren
- Bereitlegen der Patientendokumente
- Drainagebeutel wechseln (Magensonde, Stomabeutel etc.)

Durchführung
Die Pflegemaßnahmen und Vorbereitungen sollten zeitgerecht und individuell vorgenommen werden.
- Perfusoren bei Bedarf bereitstellen (Katecholamine, Analgetika etc.)

- Beatmungsbeutel mit Maske, Transportmonitor, evtl. transportables Beatmungsgerät bereithalten
- Übergabe des Patienten mit Krankengeschichte und Überwachungsblatt an das OP-Team

Postoperative Pflege

Überwachung der Vitalfunktionen und Kontrolle des OP-Gebietes

Probleme

Z. B.:
- Nachblutung
- Hypovolämie und Zentralisation
- Hämodynamische Instabilität
- Schmerzen
- Hypothermie
- Erhöhtes Pneumonie-, Dekubitus- und Thromboserisiko

Maßnahmen und Vorbereitungen

- Kenntnisse über spezifische operationsbedingte Komplikationen
- Übernahme des Patienten vom OP-Team
- Korrekte Lagerung des Patienten – Kontrolle des Hautzustandes
- Versorgung von Drainagen – Dokumentation: Menge, Aussehen
- Blutbefunde nach ärztlicher Anordnung
- Regelmäßige Kontrolle des OP-Gebietes
- Ausreichende Analgesie/Sedierung
- Infusionen und Medikamente laut Verordnung
- Durchführung sämtlicher Prophylaxen laut Standard
- Frühmobilisation
- Monitoring und Dokumentation der Vitalfunktionen: Puls, Blutdruck, Atmung, Bewußtseinslage, Temperatur und Nierenfunktion
- Korrekte Flüssigkeitsbilanz

Pulmonalarterienkatheter – Swan-Ganz-Katheter

Zur Messung von ZVD, Pulmonalarteriendruck und pulmonalarteriellem Verschlußdruck. Bestimmung des Herzzeitvolumens und daraus errechneter Parameter mit Hilfe der Thermodilutionsmethode und des HZV-Computers

Indikationen

- Verschiedene Schockformen
- Herzinsuffizienz
- Erkrankungen mit hohen Volumenumsätzen (Verbrennung, Polytrauma, Sepsis, Peritonitis, Pankreatitis etc.)
- Operationen am Herzen
- Akutes Lungenversagen

Standardmodell

7,5 F Katheterumfang und 110 cm Katheterlänge

Distales Lumen	gelb	Pulmonalarteriendruck, pulmonalarterieller Verschlußdruck
Proximales Lumen	blau	zentraler Venendruck – Injektionszugang für HZV-Messung
Ballonlumen	rot	zum Aufblasen des Ballons, um den pulmonalarteriellen Verschlußdruck zu messen. Spezialblockerspritze und Absperrvorrichtung
Thermistor	weiß	Messung der Bluttemperatur – Verbindung zum HZV-Computer

Pflegeprobleme

- Infektion an der Punktionsstelle
- Fixierung des liegenden Pulmonalarterienkatheters
- Dislokation, Diskonnektion des Katheters
- Immobilität des Patienten
- Unkorrekter Nullpunkt – falsche Meßergebnisse
- Psychische Belastung des Patienten

Ziele

- Sinnvolle Einstellung der Alarmgrenzen
- Beurteilung der Kurven – normal/pathologisch
  Erkennen einer „Spontanwedgeposition" – Dislokation der Katheterspitze z.B. in den Ventrikeln

- „Steriles Handling"!
- Adäquate Fixierung – Sicherung mit Klemmen – Katheter durch das Gewicht vieler „Leitungen" sehr dislokationsgefährdet – besondere Vorsicht bei Lagerungsmaßnahmen!

Pflegemaßnahmen

- Ausreichende Information des Patienten
- Hygienerichtlinien einhalten
- Punktionsort: wie zentrale Venenkatheter – bevorzugt V. jugularis interna (gerader Venenverlauf) siehe Standard: Punktion/Venenkatheter

Vorbereiten des benötigten Materials

Material für Druckmessung und HZV-Bestimmung

- HZV-Computer und erforderliche Kabel
- Haltevorrichtung für Druckwandler (Transducer)
- Druckmanschette – NaCl-0,9%-Beutel/500 ml + Heparin nach Anordnung
- Druckmesser
- 250 ml Injektatlösung (zur HZV-Messung), Infusionsbesteck, Dreiwegehahn, 10-ml-Spezialspritze mit Balg, Ventil und Temperaturmeßeinrichtung

Material für die Punktion

- Sterile Handschuhe, Mantel, Haube und Gesichtsmaske
- Sterile Abdecktücher
- Hautdesinfektionsmittel, Kornzange und Tupfer
- Lokalanästhetikum, Spritze und Kanüle
- 0,9% NaCl 100 ml
- 10-ml-Spritzen
- Stichskalpell
- Einführungsbesteck
- Swan-Ganz-Katheter
- Sterile Schutzhülle („Katheterüberzug")
- Dreiweghähne
- Nahtmaterial und Nadelhalter
- Wundverband
- Abwurfschale

Durchführung

Punktion, Einschwemmung, Druckmessung

- Ausreichende Information des Patienten
- Hygienerichtlinien einhalten
- Lagerung und Punktion siehe Standard: Zentralvenöser Katheter
- Korrekte Vorbereitung des Monitoringsystems (Einschübe, Nullpunktab-

gleichung, Bildschirmkonfiguration, Kurvendarstellung sollte im Meßbereich 0–30 mbar liegen)
- Nach Punktion der Vene, Stichinzision, Einführen der „Schleuse" über den Dilatator, Fixierung mit Naht
- Katheter mit 0,9%-NaCl befüllen, Dreiwegehähne anbringen, Ballon prüfen und Schutzhülle überziehen
- Konnektion mit dem Druckmeßsystem
- Einführen des Katheters, Aufblasen des Ballons mit der vorgeschriebenen Luftmenge, Einschwemmen des Katheters bis zur „Wedge-Position" unter Beobachtung der Druckkurve (Abb. 42, 43)
- Ballon entblocken – pulmonalarterielle Druckwerte dokumentieren
- Sinnvolle Alarmgrenzen einstellen

Herzzeitvolumen-Messung

- Eingeben der erforderlichen Berechnungsparameter: Körpergröße und -gewicht zur Errechnung der Körperoberfläche (KOF), Katheterkonstante
- Kabelverbindungen Computer–Katheter herstellen
- 10 ml Lösung in das proximale Lumen injizieren (Beginn der Exspiration), drei Messungen durchführen, Computer errechnet das aktuelle HZV (Cardiac Output) und Herzindex (Cardiac Index)
- Weitere Berechnungen wie Schlagvolumen, Gefäßwiderstände, Sauerstofftransportkapazität etc. nach Eingabe verschiedener Parameter möglich

Pflege und Überwachung

- Druckmeßsystem alle 72 Stunden wechseln
- Verbandwechsel 1mal täglich und nach Bedarf
- Spannungsfreie Lagerung von Katheter und dessen Anschlüssen
- Kontinuierliche Darstellung der PAP-Kurve am Monitor – Beurteilung der Druckkurve („Spontanwedging!")

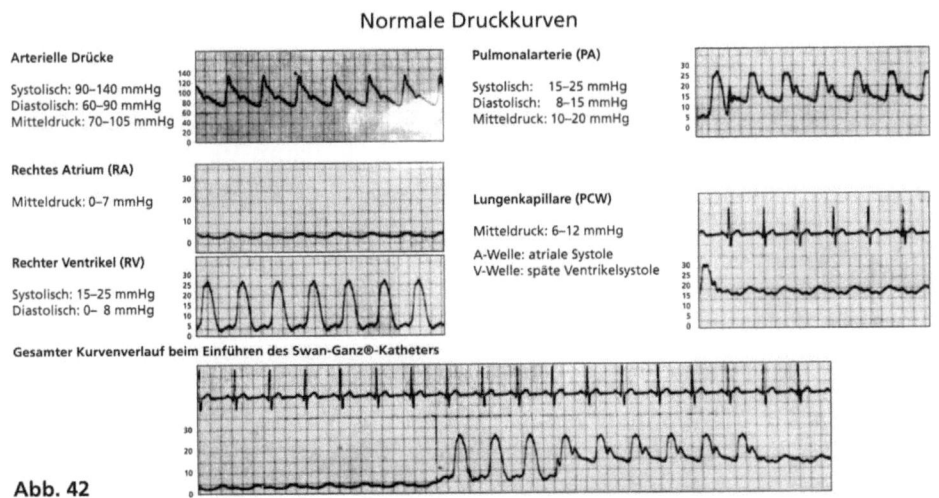

Abb. 42

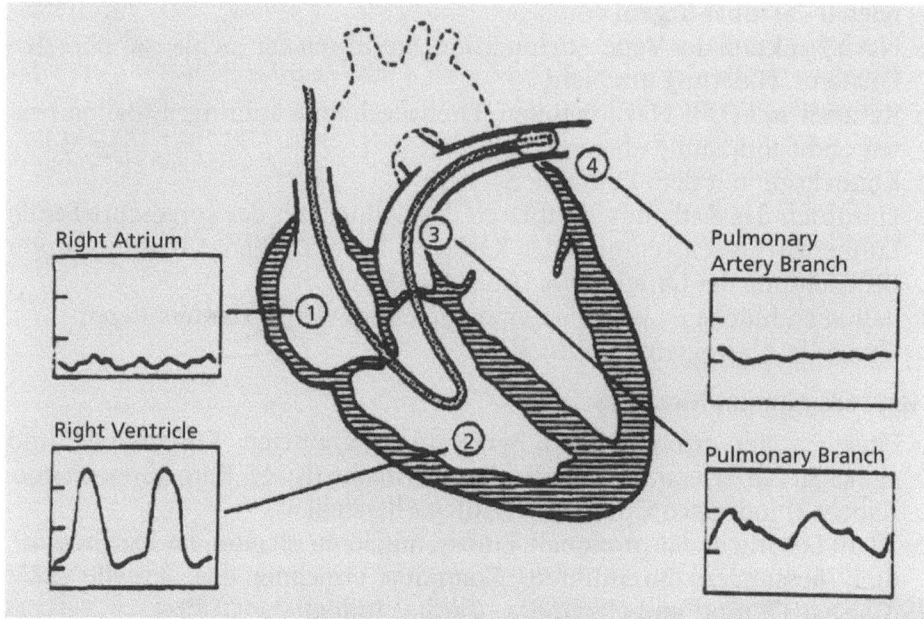

Abb. 43

- Häufige Kontrolle des Beuteldruckes/Spülsystem
- Täglich Thoraxröntgen – Kontrolle der Katheterlage
- Information des Patienten vor jeder Manipulation

Entfernung des Katheters

- Vorsichtiges Zurückziehen des Katheters unter Monitorkontrolle – (Arrhythmien, Knotenbildung etc.)

Gefahren und Komplikationen (Abb. 44)

- Arrhythmien
- Lungeninfarkt – Spontanwedging – bei Dislokation des Katheters „nach zentral" kommt es auch bei entblocktem Ballon zum Verschluß des Pulmonalarterienastes, am Monitor sieht man eine flache „Wedgekurve", **rasche Lagekorrektur!**
- Gefäßruptur
- Schädigung des Endokards und der Herzklappen
- Herzbeuteltamponade
- Luftembolie
- Infektionen – Kathetersepsis
- Dislokation und Katheterfehllage
- Beschädigung des Katheters, Ballonruptur
- Verlegung eines Katheterlumens

- Schlingenbildung des Katheters
- Verschlingung oder Knotenbildung mit anderen zentralen Venenkathetern oder Schrittmachersonden
- Fehlmessungen verursachen falsche Therapieentscheidungen

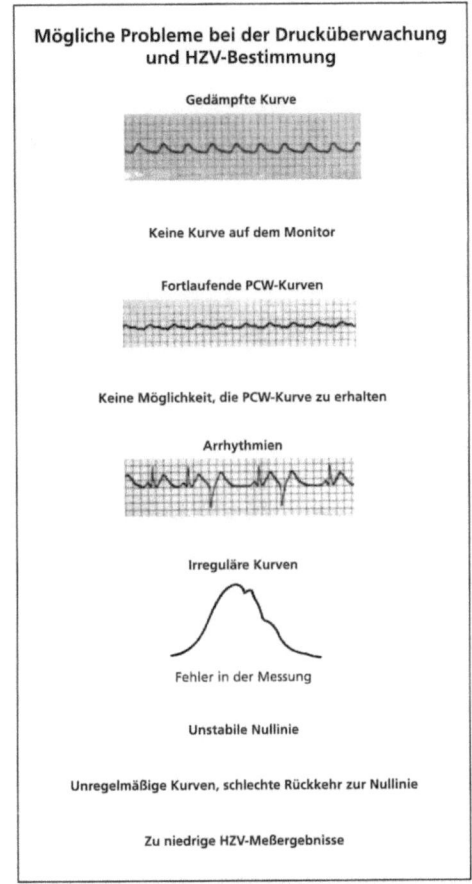

Abb. 44

Reanimation

Wiederbelebung nach Herz-Kreislauf-Atem-Stillstand

Ziele

- Wiederherstellung und Aufrechterhaltung der Kreislauf- und Atemfunktion
- Vermeidung von hypoxischen Organschäden (Gehirn!)

Indikation

a) Atemstillstand
- Neurologische Erkrankungen, Schädel-Hirn-Trauma, Intoxikationen, „hoher Querschnitt", Muskelrelaxantien-„Hang over" etc.

b) Herzkreislaufstillstand
- Vagusreiz, Herzrhythmusstörungen, Herzinfarkt, Pericardtamponade, Stromunfall
- Lungenembolie, akutes Rechtsherzversagen, hypovolämischer Schock etc.

Symptome des Herz-Kreislauf-Stillstandes

- Bewußtlosigkeit
- Schnappatmung, Atemstillstand
- Pulslosigkeit („Carotis-Femoralis-Puls")
- Zyanose, Blässe
- Generalisierte Krämpfe
- Pupillenerweiterung

> **Vor Einleiten der Sofortmaßnahmen Herzalarm auslösen!**

Ablauf der kardiopulmonalen Wiederbelebung

Atemwege freimachen

(Zahnprothese entfernen, Überstrecken des Kopfes, Esmarch-Handgriff)

Beatmung

- „Mund zu Nase"-Beatmung
- Maskenbeatmung
- Endotracheale Intubation

Circulation

- Bei Herzstillstand sofort mit Herzdruckmassage beginnen (60–80/min)
    - Patient auf harter Unterlage flach lagern
    - Druckpunkt suchen (dreifingerbreit oberhalb der Sternumspitze)

Reanimation

- Mit beiden übereinanderliegenden Handballen in Richtung Wirbelsäule niederdrücken (Kompressionstiefe ca. 4–5 cm)
- Rhythmus der Reanimation:
  1-Helfer-Methode 2 Beatmungen – 15 Druckmassagen
  2-Helfer-Methode 1 Beatmung   –   5 Druckmassagen
- Vitalzeichenkontrolle während Reanimationspausen
- Kammerflimmern sofort präkordialer Faustschlag bzw. Defibrillation

Drugs

Medikamente zur Reanimation:
- Venöser Zugang zweitrangig – keine Zeit vergeuden! – Medikamente über den Tubus verabreichen!
- Medikamentengabe nach ärztlicher Anordnung
  Katecholamine (L-Adrenalin®, Suprarenin®, Dobutrex®, Dopamin® etc.)
  Antiarrhythmika (Lidocain®, Rhytmonorma® etc.)

EKG und Elektrotherapie

- EKG anlegen und dokumentieren
- Bei Kammerflimmern oder schnellen ventrikulären Tachykardien defibrillieren

Dokumentation

- Uhrzeit, Datum, Dosierung und Art der Medikamente, zeitlicher Ablauf der Reanimation, abgegebene Energiemenge bei Defibrillation

Komplikationen der Reanimation

- Rippenfrakturen
- Sternumfraktur
- Pneumothorax
- Hämatothorax
- Leber-, Milz- und Magenruptur
- Zwerchfellruptur
- Aspiration

Sterbebegleitung

Das Sterben als letzter Lebensabschnitt verursacht sehr häufig gravierende Ängste und Unsicherheiten bei Patienten, Angehörigen und beim betreuenden Team.

Daher ist es für das Team einer Intensivstation eine besondere psychische Belastung, aber auch eine positive Herausforderung, dem Menschen in seiner letzten Stunde als Wegbegleiter zur Seite zu stehen.

Im Sterben soll der Patient nicht allein gelassen werden. Die Zuwendung ist auch dann menschliche Pflicht, wenn der Sterbende dem Anschein nach kaum mehr etwas wahrnimmt. (Sedierung, Hirnfunktionsstörung etc.)

Das „Wie" der Zuwendung soll jedoch nicht ausschließlich vom Weltbild des Pflegenden ausgehen, sondern sollte soweit wie möglich den Vorstellungen des Patienten und seiner Angehörigen entsprechen.

Das Verhalten von Sterbenden ist von Elisabeth Kübler Ross in fünf Sterbephasen beschrieben worden.

Beistand und Zuwendung

- Als Gesprächspartner zur Verfügung stehen
- Auf die Wünsche des Patienten eingehen
- Die Todesursache darf nie die Qualität der Begleitung beeinflussen (z.B. HIV-Infektion, alkoholische Leberzirrhose)
- Eigene Ängste sollen nicht auf den Patienten übertragen werden
- Widerstand gegen Rituale und Traditionen respektieren (Krankensalbung, „Berührungsängste" etc.)
- Aggressives Verhalten sollte nicht persönlich genommen werden
- Eine „angenehme" Atmosphäre schaffen (Musik, basale Stimulation, Vermeidung von Lärm und unnötigem Licht etc.)
- Bei fremdsprachigen Patienten für Beistand in der Muttersprache sorgen
- Die religiösen Bedürfnisse berücksichtigen
- Es ist nicht immer sinnvoll, auf jede gestellte Frage des Patienten eine Antwort zu geben (z.B. „Warum muß gerade ich sterben?")
- Die Angehörigen in den Sterbeprozeß einbeziehen
  - Als Gesprächspartner zur Verfügung stehen oder Gespräche mit dem Arzt vermitteln
  - Auf Wunsch des Patienten bzw. der Angehörigen sollte eine Pflegemithilfe möglich sein
  - Angehörige auf die Bedeutung von Gespräch und Berührung hinweisen (Reaktions- und Bewußtlosigkeit bedeuten nicht immer fehlende Wahrnehmungsfähigkeit)
  - Anwesenheit zu jeder Zeit ermöglichen! (Keine Beschränkung der Besuchszeit!)

Stomaversorgung

Versorgung eines Anus praeter naturalis

Stomaarten

- **Duodenostomie:** künstlicher Zwölffingerdarmausgang
- **Ileo-, Jejunostomie:** künstlicher Dünndarmausgang
- **Transversostomie:** künstlicher Ausgang / Colon transversum
- **Colo-, Sigmoido-, Rektostomie:** künstlicher Dickdarmausgang
- **Urostomie:** künstlicher Harnleiterausgang

Pflegeziele

- Intakte Haut und Schleimhaut
- Stuhlregulierung (Diät, Laxantien etc.)
- Selbständige Versorgung des Stomas

Pflegemaßnahme

- Ausreichende Information des Patienten

Vorbereiten des benötigten Materials

- Beutel
    Ausstreifbeutel bei frischoperierten Patienten, bei flüssigem Stuhl etc.
    Standardbeutel (mit integrierter Hautschutzplatte)
    Wechselbeutel mit Rastring
    Beutel mit Rücklaufsperre für Urostomie
- Bauchbinde
- Zellstoff, Wattestäbchen, evtl. Stomahesivpaste
- Reinigungsmittel (Wasser, milde Seife, milde Waschlotion)
- Handschuhe, Abfallsack, Nierentasse

Durchführung

- Beutelentfernung: oben beginnen, von einer Ecke langsam im spitzen Winkel nach unten ziehen
- Beutel im Abfallsack entsorgen
- Stuhlreste mit Zellstoff entfernen
- Haut im Stomabereich mit Tupfern und Wattestäbchen reinigen
- Hautreinigung immer zum Stoma hin
- Haut vorsichtig trocknen (Fön, Tupfer etc.)
- Haare in der Stomaumgebung regelmäßig abrasieren, Enthaarungscremes sind nicht zu empfehlen
- Unebenheiten mit Stomahesivpaste ausgleichen

- Beutelsystem von oben nach unten anlegen, faltenfrei an die Haut andrücken
- Zweiteiliges System: zuerst Hautschutzplatte mit Ring anlegen, Beutel fixieren
- Bauchbinde darf nicht zu straff sitzen, Beutelfüllung erschwert!

Komplikationen

- *Stoma-Nekrose:* dunkelrote bis schwarze Stomaschleimhaut – Ursachen: op-bedingte Minderdurchblutung, Einschnürung durch zu enge „Stomawunde"
- *Stoma-Retraktion:* Zurückziehen des Darmes unter das Hautniveau. Ursachen: mangelnde Fixation infolge einer Hautmazeration des peristomalen Bereiches, oft als Folge einer Stomanekrose oder eines Abszesses
- *Parastomaler Abszeß:* Infektionszeichen im Stombereich – Ursachen: evtl. mangelnde Stomahygiene
- *Stomastenose:* Verengung des Stomas, bleistiftförmige Stühle, Ursachen: chronische Entzündung, erhebliche Gewichtszunahme
- *Stomaprolaps:* Vorfall des Darms, Ursachen: Überbeanspruchung der Bauchdecke, fehlerhafte Versorgung – zu große Beutel oder Miederöffnung, op: unzureichende Fixation
- *Parastomale Hernie:* Vorwölbung der parastomalen Bauchdecke, Ursachen: Überbeanspruchung der Bauchdecke, zu große Durchtrittspforte, Behandlung: Tragen eines angepaßten Mieders, chirurgische Korrektur
- *Urostoma – Urinkristallbildung:* tastbare Kristalle, die zum Verschluß des Stomas führen, Ursachen: rezidivierende Harnwegsinfekte, ungenügende Flüssigkeitszufuhr

Wichtige Informationen für den Patienten

- Für die weitere Versorgung zu Hause → Stomaschulung
- Hinweisen auf Selbsthilfegruppen
- Üben der Selbstversorgung unter Anleitung
- Bei Ileostoma – Hinweis auf erhöhten Flüssigkeitsbedarf
- Ernährungsberatung – Kontakt mit Diätassistentin
- Angehörige miteinbeziehen

Hautprobleme

- Allergisches Kontaktekzem
- Pseudoepithele Hyperplasie
- Hautirritationen – Hautmazerationen
- Follikulitis

Volumentherapie

Zufuhr von Flüssigkeiten zur Aufrechterhaltung der Organfunktionen

Probleme

Volumenmangelbedingte Organfunktionsstörungen, z.B.:
- Abnahme der cardialen Pumpleistung
- Prärenale Insuffizienz
- Darmperfusionsstörungen
- Hirnfunktionsstörungen

Ziel

- Versorgung des Intra- und Extrazellulärraumes mit Flüssigkeit und Elektrolyten zur Aufrechterhaltung der Homöostase

Maßnahmen

Diagnose des Volumenmangels

- Klinische Zeichen: Durst, trockene Zunge, stehende Hautfalten, Olig-Anurie etc.
- Hämodynamische Parameter: Pulsfrequenz, Blutdruck, ZVD, PAOP, HZV;
- Laborparameter: Hämatokrit, Elektrolyte, Blutgasanalyse, Serum und Harnosmolarität, Harnstoff, Kreatinin und freie Wasserclearance etc.

Therapie des Volumenmangels

Bei Patienten mit intakter Nierenfunktion sind extrazelluläre Volumenverluste die häufigste Störung, die zur Dehydratation und Blutvolumenmangel führen.

Die Beseitigung der Hypovolämie hat immer Vorrang vor der Korrektur osmotischer Imbalanzen (z.B. Hypo-/Hypernatriämie)

Oft ist eine Überkorrektur notwendig, da bei geschädigter Kapillarfunktion („Kapillares Leck" bei Systemic Inflammator Response Syndrom) die Verluste in den III. Raum beträchtlich sind.

Nach Widerherstellung der Euhydration regelt der Organismus die Osmolalität durch verschiedene Mechanismen von selbst. Bei normaler Herz-Kreislauf-Funktion, adäquater Harnausscheidung und Normoventilation besteht keine schwere Flüssigkeits- oder Elektrolytimbalanz.

Gebräuchliche Infusionslösungen

Elektrolytfreie Kohlehydratlösungen
- Nur 1/8 der infundierten Menge bleibt intravasal
- Z.B. Glukose 5% (5g/100 ml)

Elektrolytlösung mit ausschließlich Natrium als Kation
- Nur 1/3 bleibt intravasal
- Z.B. NaCl 0,9% physiologische Kochsalzlösung – diese Lösung ist eigentlich **„unphysiologisch"**, da die Na-Konzentration von 158 mval/Liter eben **nicht** physiologisch ist

Elektrolytlösungen mit Kationenkombinationen
- Z.B. Ringelösung, perioperative Lösung (POP Lösung)

Plasmaexpander
- Isoonkotische Lösungen eines künstlichen Kolloids – z.B. Hydroxyäthylstärke (Expahes®), Gelatine (Gelifundol®), Dextran (Macrodex®)
- Isoonkotische Lösungen eines natürlichen Kolloids – z.B. Humanalbumin, Plasmaproteinlösung (PPL)
- Hyperonkotisch hyperosmolare Lösungen = Small Volume Rescucitation-Lösung – z.B. Osmohes®

Tips und Tricks
Bei Volumenmangel bewirken Änderung des intrathorakalen Druckes (Inspirationsphase) einen wellenförmigen Verlauf der arteriellen Druckkurve

Weaning

Entwöhnung vom Respirator

Pflegeprobleme

- Überforderung des Patienten durch zu raschen Abbau von Atemhilfen
  vegetative Probleme: Tachykardie, Schwitzen, Tachypnoe, Rhythmusstörungen etc.
  psychische Probleme: z.B. Angst, Unruhe
  physische Probleme: rasche Ermüdung der Atemmuskulatur

Ziele

- „Step by step" z.B.: CPPV – SIMV – ASB – CPAP – Extubation
- Situationsgerechte Analgosedierung
- Klinische Beobachtung des Patienten
- „Mit der Intubation beginnt die Entwöhnung"

Maßnahmen

- Information des Patienten
- Reduzierung der atemdepressiven Medikamente. Bei Änderung des Beatmungsmodus ist die ständige Anwesenheit des Pflegenden erforderlich, um dem Patienten Sicherheit zu geben
- Oberkörperhochlagerung
- Spezielle Physiotherapie
- Atemtherapie: Clinijet, kinetische Therapie, Triflo®, Thorax-Klopfmassage etc.
- Spezialdiät (kohlenhydratarme, fettreiche Ernährung → reduzierte CO_2-Produktion)
- Klinische Beobachtung
- Blutgasanalyse (Ausgangswert beachten!)
- Pulsoxymetrie, endtidales CO_2
- Atemfrequenz, Atemzugvolumen
- Thoraxexcursionen
- Atemgeräusche (Auskultation)
  Die Weaningphase ist mit enormer Anstrengung verbunden – vergleichbar mit einem Dauerlauf – daher müssen dem Patienten Erholungspausen ermöglicht werden
- Intermittierend kontrollierte Beatmung
- Tag-Nacht-Rhythmus beachten
- Patient bestimmt Ruhepausen!

Literatur

Ahnefeld/Dick/Halmagyi/Nolte/Valerius (Hrsg.): Anästhesie- und Intensivmedizin. Springer, 1994
Birkenfeld: Überwachung und Pflege des beatmeten Patienten. Fischer
Checkliste Intensivpflege. Thieme, 1996
Deutsch/Lasch/Lenz: Lehrbuch der Internistischen Intensivmedizin. Schattauer
Dorffinger/Jesch: Intensivmedizinisches Notizbuch. Wissenschaftl. Verlagsabt., 1991
Hasli/Frey/Jenny: Grundlagen der Anästhesie und Intensivbehandlung 1–3. Huber, 1989
Huber/Karasek-Krenzinger/Jobin-Howald: Checkliste Krankenpflege. Thieme, 1989
Juchli: Krankenpflege. Thieme, 1994
Kirschnick: Pflegeleitfaden für Auszubildende in Pflegeberufen. Urban und Schwarzenberg, 1994
Kretz: Intensivmedizin für Krankenpflegeberufe. Thieme, 1995
Lawin: Praxis der Intensivbehandlung. Thieme
McGuire: Pflegeprobleme der Intensivmedizin. Springer, 1994
Müller: Memorix Spezial – Notfallmedizin, 2. Aufl. VCH
Pflegehandbuch Intensivstation. Biomed, 1993
Schäffler/Renz: Klinikleitfaden Intensivmedizin, Jungjohann, 1991
Schäffler/Renz: Klinikleitfaden Krankenpflege, Jungjohann, 1993
Schley: Grundlagen der Intensivmedizin. Thieme, 1990
Schuster/Pop/Weilemann: Checkliste Intensivmedizin. Thieme, 1988
Seel: Die Pflege des Menschen. Kunz
Stösser: Pflegestandards, 3. Aufl. Springer, 1994
Striebl: Anästhesie- und Intensivmedizin für Studium und Pflege. Schattauer, 1994
Sulyma: Schrittmacher/Herz-Kreislauflexikon. Medikon
Weber/Hell: Praxisanleitung – Intensivmedizin für Schwester und Pfleger. Weber, 1991
Weitl: Pflegestandards in der Anästhesie- und Intensivpflege, Schlüter

Sachverzeichnis

A

Abbau von Atemhilfen 197
Abklopfen des Thorax 144
Ablauf der kardiopulmonalen
 Wiederbelebung 190
Ableitungsstörung 52, 132
Abpunktierte Flüssigkeiten 153
Absaugeinrichtung 54
Absaugkatheter 33, 38, 39, 47, 65, 98
Aggressives Verhalten 192
Airway-Management 49
Aktivierende Haarwäsche 26
Akute Blutung 106
Alarmgrenzen 47, 93, 162, 171, 185, 187
Alexanderspritze 33, 88–90
Analgesie 11, 25, 82, 98, 184
Anschluß der Hämofiltration 171, 172
Antriebsspirometer 141
Anurie 106, 157, 195
Anus praeter naturalis 193
Aphten 33
Apnoetest 180
Apparative Überwachung 92
Applikationsarten 118
ARDS 47, 87, 141, 145, 177
Arterielle Blutabnahme 111
Arterielle Durchblutungsstörung 13, 86
Arterienkatheter 45, 46, 111, 113
ASB 48, 49, 93, 197
Aspiration 11, 45, 48, 65, 67, 68, 72, 75, 78, 83, 86, 91, 95, 119, 159, 191
Aspirationsgefahr 33, 34, 76, 88, 90, 99, 147
Aspirationspneumonie 10, 83
Aspirationsversuch 94, 103
Asystolie 69, 80, 89, 99, 160, 167
Aszitespunktion 114
Aszitespunktionsset 114
Atelektasen 53, 84, 87, 114, 141, 151, 176, 177, 197
Atemdepressive Medikamente 10
Atemgeräusche 11, 92
Atemgymnastik 57
Atemnot 68, 92, 134
Atemstillstand 83, 190
Atemtherapie 116, 141, 197
Aufbau des Hämofiltrationsgerätes 172
Auflagedruck 84
Augenpflege 17, 19

Augenprothesen 20
Autotransfusion 155

B

Babinsky-Reflex 180
Ballonruptur 188
Barotrauma 48, 54
Bartpflege/Rasur 21
Basale Stimulation 24, 148, 149, 192
Basalstimulierende Bobath-Wäsche 149
Basisbefunde 180
Basistherapie 181
Bauchlagerung 87, 125, 151, 152
Bauchumfang 114, 115
Beatmung 47, 48, 58, 92, 106, 157, 174, 181, 190, 191
Beatmungsdruck 47, 48, 53, 93,
Beatmungsgerät 47, 92, 146, 180, 184
Beatmungsmodus 93, 197
Beatmungsvolumina 92
Beckenkammbiopsie 120
Beckenkammpunktion 119
Bedside-Test 157
Befeuchtung 38, 93, 96
Behandlungsprinzip nach Dekubitusstadien 62
Beinhochlagerung 86
Beintieflagerung 86
Beistand und Zuwendung 192
Beruhigende Ganzkörperwaschung 149
Bettruhe 120, 122, 124, 126
Beurteilung der Kurven 185
Beutelentfernung 193
Bewegungsübungen 6, 12
Bewußtseinslage 10, 48, 90, 100, 124, 184
Bilanz 153, 154, 173
Bilanzierung 50, 153, 171, 181
Bindehautödem 19
Blasenentleerungsstörungen 50
Blasenkatheter 50, 51, 132, 183
Blasentamponade 133
Blockerspritze 76, 98
Blutderivate 155, 157
Blutdruck 26, 45, 54, 68, 69, 152, 154, 167, 180, 184, 195
Blutflußrate 172, 173
Blutgasanalyse 45, 47, 71, 92, 158, 171, 181, 195, 197

Blutgerinnungsstörungen 113
Blutkonserven 155157, 171, 183
Blutungsgefahr 113, 121, 122, 125, 126,
Borkenbelag 35
Bronchialsekret 47, 65, 144
Bronchoskop 54
Bronchoskopie 53, 54
Brustwandableitung nach Nehb 162
Brustwandableitung nach Wilson 160
Bülau-Drainage 48, 55, 57, 151

C

Cardiac Index 187
Cardiac Output 187
Cauda equina 124
Cerumen 41
CliniJet 11, 144, 197
Clinitron 84
COLE 47, 49
Continuos Positive Airway Pressure 146
CPAP 48, 49, 146, 147, 197
CPPV 48, 49, 93, 197
Cuffdruck 33, 34, 76, 78, 96, 98, 100
Cuffdruckmeßgerät 65, 76, 98, 100
Cuffhernie 78

D

Damenbart 22
Darmatonie 59
Darmeinlauf 59
Darmentleerung 59
Darmperforation 59, 69
Darmrohr 8, 59, 60
Darmrohr einlegen 60
Darmtraining 8
Dekubitus 3, 4, 13, 25, 27, 40, 61, 87, 88, 152, 184
Dekubitusprophylaxe 24, 87, 152, 176, 177
Diabetes insipidus centralis 180
Diabetes mellitus 3, 36, 61
Diagnose des Volumenmangels 195
Diagnosemöglichkeiten 160
Diarrhöe 94, 95, 178
Diskonnektion 51, 52, 55, 58, 64, 71, 113, 172–174
Dislokation 45, 64, 67, 88, 95, 97, 100, 101, 111, 113, 116, 118, 132, 133, 152, 166, 174, 185, 188
Dislokation der Kanüle 97
Drain abklemmen 63

Drainage des Thorax 55
Drainagen 4, 24, 48, 57, 63, 64, 151–153, 184
Drehbett 84
Drehrichtung 151
Druckabfall 172
Druckanstieg 158, 172, 174
Druckentlastung 3, 62
Druckgeschwür 3
Druckmeßsystem 45, 187
Druck-Reibe-Effekt 4
Drugs 191
Dunstwickel 8
Durst 31, 71, 195
Dystelektasen 176

E

Eigenblutspende 155
Ein- und Ausfuhr 153
Einflußstauung 48, 127
Einführrichtung 38, 39
Einführtiefe 88, 89, 99
Eingeschränkte Bewegungsfreiheit 101
Einkammersystem 168
Einklemmungssymptomatik 180
Einläufe 8, 59
Einschwemmen von Keimen 111
Einseitige Intubation 48, 100
Einstechen der Biopsienadel 126
EKG 54, 68, 69, 79, 80, 151, 152, 160, 162, 167, 169, 181, 183, 191
Elektrische Kardioversion 79
Elektrolytlösungen 196
Elektrolytstörungen 160, 170
Endoskopische Inspektion 68
Endotracheales Absaugen 53, 65
Entfernen der Arterienkanüle 113
Entfernen der Magensonde 89
Entfernung des Dauerkatheters 52
Entfernung des Katheters 24, 46, 101, 188
Entfernung und Entlastung der Sonde 83
Entlastungslagerung 86, 87
Entnahme von Nierengewebe 125
Epidurale Meßmethode 175
Epidurales Hämatom 116, 118
Epiduralkatheter 11, 116
Erosionen 27, 35
Erschöpfungszeichen 147
Erstapplikation 94
Erythrozyten 126
Erythrozytenkonzentrat 121, 125, 155
Explantation 179
Exsudat 62, 127

Sachverzeichnis

Externer oder passagerer Schrittmacher 166
Extremitätenableitung nach Goldberger 160
Extubationsgefahr 34

F

Falsche Meßergebnisse 106, 174, 185
Fehlpunktionen 115, 128
Flachlagerung 86
Fluidothorax 55
Flüssigkeits- und Elektrolytersatz 170
Flüssigkeitsansammlung 114
Flüssigkeitsansammlung im Pleuraraum 55
Flüssigkeitsansammlung im III. Raum 153
Flüssigkeitsbilanz 3, 71, 92, 154, 171, 184
Flutter 142
Fremdkörper in Trachea und Bronchialraum 53
Fremdkörpergefühl 19, 88, 133
Frequenzadaptiver Herzschrittmacher 169
Fresh-Frozen-Plasma 156
Frühmobilisation 3, 12, 141, 184
Fundusvarizenblutung 81
Fußkistchen 6

G

Ganzwäsche 21, 23, 24
Gastroskopie 68, 69
Gazestreifen 63
Gebräuchliche Infusionslösungen 196
Gedämpfte Kurve 45, 189
Gefäßruptur 188
Gefäßwiderstände 187
Glasauge 20, 183

H

Haarpflege 24, 25
Hämatothorax 130, 135, 191
Hämodilution 155
Hämodynamik 127, 177
Hämofilter 170–172
Hämofiltration 153, 170172
Hämorrhoidalblutungen 8, 59
Hang over 10, 190
Harnausscheidung 154, 195
Harnpflichtige Substanzen 170, 171
Harnpressen 52
Harnproduktionsrate 153
Hautatmung 27

Hautdurchblutung 3, 23, 27, 75
Hauterkrankungen 3, 27
Hautfarbe 12, 46, 92, 159
Hautpflege 3, 23, 27, 62
Hautprobleme 84, 194
Hautturgor 71, 106, 154
Hemiplegielagerung 87, 163
Heparinisierung 171
Herpes simplex 35
Herzbeuteltamponade 127, 188
Herz-Kreislauf-Funktion 92, 195
Herzkreislaufstillstand 190
Herzmuskelperforation 135
Herzschrittmacher 166, 169
Herzschrittmacherpatienten 80
Herzzeitvolumenmessung 187
High Flow-CPAP 146
Hirndruckmessung 174, 175
Hirnödem 174
Hirntoddiagnostik 180
Histologischen Untersuchung 119, 121, 125
Hohlnadel 72, 74
Hörgerät 42, 183
Hustenreiz 34, 57, 89, 129
Hyperkapnie 53, 54
Hypovolämiegefahr 170
Hypoxie 53, 67, 179

I

ICP-Sonden 174
Implantationsort 167
Implantierbarer Cardioverter-Defibrillator 169
Infektion 5, 9, 10, 17, 19, 21, 23, 25, 29, 30, 36, 38, 39, 41, 46, 47, 51, 53, 55, 58, 65, 96, 98, 100, 101, 104, 107, 111, 120, 123, 124, 126, 130, 132134, 136, 144, 155, 157, 166, 173–175, 185, 188
Infusionen 70, 73, 184
Infusionsgeschwindigkeit 70
Infusionsrelevante Parameter 71
Inhalationstrauma 17
Initialberührung 148–150
Injektionen 72, 75
Injektionsort 72–74
Intercostalgefäßverletzung 58
Intertrigo 5, 24, 28, 61
Intimpflege 8, 29, 30, 50, 51
Intimpflege bei der Frau 30
Intimpflege beim Mann 30
Intimregion 29
Intimsphäre 8, 23, 29, 50

Intracerebral Pressure 174
Intracranielle Druckwerte 67, 174
Intracutane Injektion 72
Intramuskuläre Injektion 73
Intravenöse Injektion 74
Introducer 123
Intubation 48, 76, 100, 148, 190, 197
IRDS 47, 177
Irrigator 59
Ischämiezeichen 46, 111

K

Kapillares Leck 154, 195
Kapnometer 92
Katecholamine 103, 108, 183, 191
Katheterentfernung 24, 52, 57, 102, 188
Katheterokklusion 103
Kathetersepsis 46, 101, 107, 111, 188
Katzenbuckel 116, 123
Keimeinschleppung 65
Kennzeichnungspflicht 113
Kinetic Treatment Table 176, 177
Kinetische Therapie 176, 177, 197
Klistier 59
Knochenmark 119, 179
Knochenmarkbiopsie 119
Knochenstanze 120
Kollabieren der Lunge 58
Kompressionssonde 81, 82
Kompressionsstrümpfe 12
Kompressiv ischämischen Hautläsionen 61
Kontinuierliche arterielle Druckmessung 45
Kontinuierliche Druckmessung 111
Kontinuierlicher Lagewechsel 176
Kontinuierliches EKG-Monitoring 162
Kontrakturen 6, 61, 84
Koordinator 151
Koronare Herzkrankheit 160
Korrekte Katheterlage 135
Korrektur osmotischer Imbalanzen 195
Korrigierter Basisbedarf 153, 154
Kreuzinfektionen 18, 20, 104
Kunststoffkanüle 136
Kurznarkotikum 79, 80
Kurzzugbinden 12, 13

L

Lagekontrolle 75, 82, 90, 101, 116, 123, 128, 151
Lagerung auf der gesunden Seite 164
Lagerung auf der hemiplegischen Seite 163
Lagerungen 11, 48, 50, 52, 55, 59, 63, 84–87, 104, 114, 116, 121, 123, 125, 129, 134, 149, 151, 155, 156, 163, 174, 175, 184, 186, 187
Lagerungsintervalle 4
Lagerungsmaterial 84
Lagerungstechniken 84, 163
Laxantien 8, 193
Leberbiopsie 121
Leukozytenkonzentrat 156
Lichtempfindliche Medikamente 71
Linton-Nachlas-Sonde 81–83
Liquor cerebrospinalis 123
Liquorabflußstörung 174
Lokalanästhesie 53, 54, 69, 82, 114, 119, 122, 123, 126, 129, 132, 167
Luftdedektor 171
Luftembolie 71, 102, 135, 173, 188
Luftkissenbett 84
Lumbalpunktion 86, 123
Lungenembolie 13, 190
Lungenfunktion 47, 53, 84, 129, 141, 177
Lungenfunktionsstörungen 24
Lungeninfarkt 128
Lungenödem 129, 146

M

Magenschlauch 90, 91
Magensonde 38, 39, 81, 88, 89, 94, 183
Magenspülung 90
Mandrin 119, 120, 123
Masken-CPAP 146, 147
Maßnahmen und Vorbereitungen 119, 121, 183, 184
Mediastinalblutungen 128
Medikamente 10, 20, 59, 69, 70–76, 94, 95, 118, 160, 184, 191, 197
Medikamentenzugabe 70
Metallkanülen 98, 99
Mobilisation 11, 24, 51, 116, 149
Mobilität 3, 84, 170
Monitoring 47, 54, 69, 89, 118, 146, 147, 162, 167, 184
Monitoring der Beatmung 92
Mumps 9
Mundpflege 9, 31, 32, 35, 48, 65, 83, 89, 100, 148, 175
Mundpflege beim intubierten Patienten 33
Mundpflegeutensilien 31
Mundpflege bei speziellen Problemen 35
Mundtrockenheit 31

Sachverzeichnis

N

Nagelpflege 36
Nährlösungen 94
Nasenhöhlen 38, 39
Nasenpflege 38, 88, 89, 94
Nasenpflege bei liegendem Tubus/
    Magensonde 39
Naßrasur 21
Natriumzitrat 119
Nervenläsionen 124
Nierenbiopsie 125
Non-Touch-Technik 104
Nüchternheit 68, 76, 183
Null-Abgleich 106
Nullpunkt 45, 174, 185
Nullpunktabgleich 45, 46, 186

O

Oberkörperhochlagerung 86, 134, 197
Obstipation 8
Otitis media 33
Ohrenpflege 41
Ohrspeicheldrüse 9
Okklusion 57, 99, 103
Okkulte Verluste 154
Okulo cephaler Reflex 180
Oligurie 106, 157
Operationsvorbereitung und Nachsorge 183
Organspende 179
Ösophagusvarizenblutung 81
Osteomyelitis 62, 120

P

Parastomale Hernie 194
Parastomaler Abszeß 194
Paravenöse Infusion 71
Parotitis 9, 33
Parotitisgefährdete Patienten 9
PEEP 92, 93, 107, 146, 147, 174, 181
Pendelnystagmus 180
Pericardpunktion 127
Peritonitis 106, 122, 154, 185
Perkutane Blasenpunktion 132
Perkutane Dilatationstracheotomie 98, 99
Permanenter Schrittmacher 167
Perspiratio insensibilis 153
Perspiratio sensibilis 153
Pflasterallergie 104
Pflege bei liegender Magensonde 89

Pflegeanamnese 148
Physiologische Mundflora 9, 31
Physiotherapie 3, 57, 141, 197
Physische Probleme 197
Pilzerkrankungen 36
Plasmaexpander 155, 196
Pleurapunktion 48, 55, 129
Pneumonie 10, 84, 141, 146, 176, 184
Pneumothorax 48, 55, 122, 129, 130, 135,
    143, 168, 191
Polyurie 106
Postoperative Pflege 183, 184
Postpunktioneller Kopfschmerz 123, 184
Prä-/Postoperative Pflege 183
Prädilektionsstellen 61
Praxis der Bluttransfusion 156, 157
Primäre Hirnschädigung 179
Probe entnehmen 115
Psychische Belastung 47, 96, 100, 181, 185,
    192
Psychische Probleme 8, 55, 197
Pulmonalarterieller Verschlußdruck 185
Pulmonalarteriendruck 185
Pulmonalarterienkatheter 185, 187
Pulsoxymeter 92
Punktion der Vene 75, 136, 167, 187
Punktionskanüle 119, 127
Punktionsort 134, 136, 186
Punktionsstelle 22, 46, 50, 51, 56, 58, 75,
    101, 102, 107, 111, 113, 114, 118–122,
    124–127, 129, 132, 134–136, 159, 166,
    171, 173, 181, 185
Puppenkopfphänomen 180

Q

Quinton 170

R

Rasselgeräusche 48, 71, 92
Reanimation 190, 191
Redonflaschen 63
Reduzierter Allgemeinzustand 114
Referenzpunkt 106
Reflux 94, 95
Reizleitungssystem 128
Relaxierung 53, 98, 151, 174, 175
Religiöse Bedürfnisse 192
Rhagaden 35
Rythmus der Reanimation 191

Rhythmusstörungen 23, 79, 80, 128, 160, 167, 197
Rhythmusumkehr 79
Risse 31, 35
Rollerklemme 57, 70
Rotanda-Spritze 131
Roto-Rest 176, 177
Rückenlage 26, 29, 39, 50, 76, 86, 114, 119, 121, 126, 134, 151, 164, 167, 176

S

Sanatio per primam intentionem 104
Säure-Basehaushalt 170
Schädel-Hirn-Trauma 6, 84, 86, 151, 174, 179, 190
Schamgefühl 59
Schiefe Ebene 86
Schleimhautanästhetikum 88
Schleimhautläsion 88, 96
Schmerzen in der Mundhöhle 35
Schmerztherapie 3, 6, 11, 73, 116, 120, 141
Schock 61, 106, 137, 154, 179, 190
Schockelektrode 80
Schocklagerung 87
Schrittmacher-Code 168
Schutzreflex 19, 69, 80
Sedierung 98, 178, 184, 192
Seitenlage 24, 73, 87, 116, 119, 144, 151
Sekreteindickung 32
Sekretmenge 63, 89
Sekretmobilisation 11, 141, 145, 176
Sekretstau 38, 39, 98, 141
Sekundäre Hirnschädigung 179
Seldinger-Technik 127
Sengstaken-Blakemore-Sonde 81–83
Sepsis 3, 62, 106, 154, 185
Serumelektrolyte 171, 172, 181
Sinusitiden 33
Sinusrhythmus 79, 80
SIRS 195
Sitz auf dem Sessel/Rollstuhl 165
Sitz im Bett 165
Sogregulierung 56
Sondenernährung 94
Sondenlage 89
Sondenpflege 94
Sonographische Markierung 121, 125
Soor 35
Spannungspneumothorax 55, 57, 58
Spasmolytika 52
Speichelstein 9
Spender-Identifikation 179

Spezialbett 4, 151, 176, 177
Spinale Reflexe 180
Spinalkanüle 123
Spitzfußstellung 6
Spontanatmung 47, 48, 58, 146, 180
Spontanwedging 187, 188
Sprachlosigkeit 47, 96, 100
Spritze 52, 55, 72–74, 81, 90, 98, 114, 116, 119, 121, 123, 125, 127, 129, 132, 134, 159, 166, 186
Spüllösung
Standardableitungen nach Einthofen 160
Standardmodell 185
Sterbebegleitung 192
Sternalpunktion 119
Stomaarten 193
Stoma-Nekrose 194
Stomaprolaps 194
Stoma-Retraktion 194
Stomastenose 194
Stomaversorgung 193
Stuhlentleerung 8, 29
Stützbrett 6
Subdurale Meßmethode 175
Subduralraum 123
Subcutane Injektion 72
Substitutionsflüssigkeit 171, 172
Suprapubischer Katheter 132
Swan-Ganz-Katheter 185, 186
Symptome des Herzkreislaufstillstandes 190
Systeme 168
Systemic Inflammator Response Syndrom (SIRS) 195
Systemwechsel 46, 51, 101, 102

T

Tägliche Produktionsmenge wichtiger Körpersekrete 154
Techniken der Hirndruckmessung 175
Testdosis 116
Therapie des Volumenmangels 195
Thoraxbewegungen 92
Thrombophlebitis 13, 136
Thrombose 12, 13, 46, 101, 111, 173
Thromboseprophylaxe 72, 183
Thrombozytenkonzentrat 155
Touhynadel 116
Trachealkanüle 49, 98, 99
Trachealkanülenwechsel 98, 99
Trachealsekret 78, 92
Trachealtoilette 96
Tracheomalazie 98

Sachverzeichnis

Tracheostoma 96–99, 146
Tränenersatzflüssigkeit 17
Tränenflüssigkeitsproduktion 19
Transducer 45, 46, 106, 107, 186
Transfusionsreaktionen 157
Translokation 94
Transplantation 156, 179
Tramsplantierbare Organe 179
Transudat 127
Trendelenburg 152
Trendelenburg-Lage 87
Trendparameter 106
TRIFLO 11, 141, 197
Trockenrasur 21
Trokar 55, 56
Tropfenzähler 70
Tubus 22, 33, 38–40, 47–49, 54, 65, 67, 76, 78, 92, 100, 144, 151, 152, 191
Tubusbedingte Läsionen 33
Tubuslage 48, 53, 76, 78, 100, 151
Tubusokklusion 48, 152
Tubuspflege 100
Typische Druckkurve 107

U

Ulcerationen 31, 35, 60, 81
Ultrafiltrationsmenge 171
Ultraschallgezielte Punktion 132
Ultraschallkontrollierte Punktion 122
Unbeabsichtigte Bolusgaben 103
Unbeabsichtigte Katheterdurchtrennung 103
Urostoma 194
Ursachen eines intracraniellen Druckanstieges 174

V

Vagusreiz 34, 83, 89, 99, 167, 190
Vakuumpumpe 62
Vasovagale Synkope 123
Venenkatheter 101, 134, 159, 170, 172, 186

Venenkatheter zentral 101, 127, 189
Venenverweilkanüle 136
Verbandwechsel 96, 101, 104, 171, 175, 187
Verbrennungen 6, 79, 80
Verdauungsschwierigkeiten 114
Verletzung der Coronargefäße 128
Verletzung der Intercostalgefäße 130
Verletzung von Gallenwegen 122
Verres-Kanüle 114, 129
Versehentliche i. a. -Injektion 46, 159
Verstopfung 51, 52, 64, 132
Vestibulo okularer Reflex 180
Vibrationsmassage 144
Vitalfunktionen 69, 181, 183, 184
Vollbart 21
Volumenmangel 195
Volumentherapie 195
Voraussetzung für die Übertragung in die Pflege 148

W

Wärmeverlust 170, 171
Waschungen 148
Weaning 197
Westermann-Jensen-Kanüle 119
Wiederbelebung 190
Wirkprinzip 142, 144, 146
Wirkung der Schwerkraft 176
Wundinfektionshinweise 104

Y

Yamshidi-Stanznadel 119

Z

Zeichen der Herzbeuteltamponade 127
Zug an der Sonde 83, 88
ZVD 71, 106, 107, 154, 185, 195
ZVD-Messung 106, 107, 134
Zweikammersystem 169
Zyanose 23, 48, 89, 92, 190

SpringerKrankenpflege

Monique Weissenberger-Leduc

Handbuch der Palliativpflege

1997. XV, 132 Seiten.
Broschiert DM 28,–, öS 198,–
ISBN 3-211-82939-3

Das Handbuch der Palliativpflege befaßt sich systematisch mit der Linderung von Beschwerden im letzten Lebensabschnitt des Menschen, wobei physische und soziale Aspekte integriert gesehen werden. Eine diplomierte Krankenschwester, die in der Praxis steht, gibt in knapper und übersichtlicher Form fachliche Pflegehinweise für Alltagssituationen mit Schwerkranken und Sterbenden. Die notwendigen, theoretischen Grundlagen werden ebenso vermittelt. Ein ausführliches Kapitel ist der Schmerzbekämpfung gewidmet, weitere Kapitel behandeln die Unterstützung bei der Bewältigung anderer quälender Symptome, wie z. B. Dysphagie, Schlaflosigkeit oder Angstzustände. Dieses Buch bietet konkrete, praxisnahe Pflegemaßnahmen an und ermöglicht eine bessere Versorgung von Patienten im letzten Lebensabschnitt.

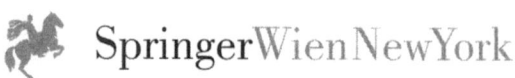

SpringerWienNewYork

Sachsenplatz 4-6, P.O.Box 89, A-1201 Wien, Fax +43-1-330 24 26
e-mail: order@springer.at, Internet: http://www.springer.at
New York, NY 10010, 175 Fifth Avenue • D-14197 Berlin, Heidelberger Platz 3
Tokyo 113, 3-13, Hongo 3-chome, Bunkyo-ku

SpringerKrankenpflege

Cordula Kriczer

Keine Angst vor Narkose und Operation

Ein Patientenratgeber

1997. 16 farbige Abbildungen. VII, 53 Seiten.
Broschiert DM 18,–, öS 126,–
ISBN 3-211-83003-0

Das Buch beschreibt die genaue Vorgangsweise vor einer notwendig gewordenen Operation. Es werden die Voruntersuchungen, der genaue Ablauf der Narkose und die patientenrelevanten Details der Operation erklärt und der Patient auf allfällige Probleme aufmerksam gemacht. Die Darstellung erfolgt in einer für medizinische Laien verständlichen Ausdrucksweise. Das Buch versucht durch verbesserte Information über die Arbeitsweise von Ärzten und Pflegepersonal, zukünftigen Patienten Ängste und Sorgen zu nehmen. Eigene Kapitel beleuchten jeweils die besondere Situation von Kindern und älteren Personen im Spital. Ein gut informierter Patient soll als mündiger Partner des Arztes sämtliche Krankenhausleistungen genauer beurteilen und sich selbst ein besseres Bild über seine medizinische Versorgung machen können.

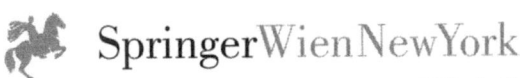
SpringerWienNewYork

Sachsenplatz 4-6, P.O.Box 89, A-1201 Wien, Fax +43-1-330 24 26
e-mail: order@springer.at, Internet: http://www.springer.at
New York, NY 10010, 175 Fifth Avenue • D-14197 Berlin, Heidelberger Platz 3
Tokyo 113, 3-13, Hongo 3-chome, Bunkyo-ku

Springer-Verlag und Umwelt

ALS INTERNATIONALER WISSENSCHAFTLICHER VERLAG sind wir uns unserer besonderen Verpflichtung der Umwelt gegenüber bewußt und beziehen umweltorientierte Grundsätze in Unternehmensentscheidungen mit ein.

VON UNSEREN GESCHÄFTSPARTNERN (DRUCKEREIEN, Papierfabriken, Verpackungsherstellern usw.) verlangen wir, daß sie sowohl beim Herstellungsprozeß selbst als auch beim Einsatz der zur Verwendung kommenden Materialien ökologische Gesichtspunkte berücksichtigen.

DAS FÜR DIESES BUCH VERWENDETE PAPIER IST AUS chlorfrei hergestelltem Zellstoff gefertigt und im pH-Wert neutral.

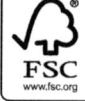

MIX
Papier aus verantwortungsvollen Quellen
Paper from responsible sources
FSC® C105338

If you have any concerns about our products,
you can contact us on
ProductSafety@springernature.com

In case Publisher is established outside the EU,
the EU authorized representative is:
**Springer Nature Customer Service Center GmbH
Europaplatz 3, 69115 Heidelberg, Germany**

Printed by Libri Plureos GmbH
in Hamburg, Germany